Schweres Gift

Die erhöhte Bindung von Schwermetallen an Hirngewebe durch die Entgiftung mit BAL, DMSA und DMPS

von

Manfred Nilius

Tectum Verlag
Marburg 2005

Nilius, Manfred:
Schweres Gift.
Die erhöhte Bindung von Schwermetallen an Hirngewebe
durch die Entgiftung mit BAL, DMSA und DMPS.
/ von Manfred Nilius
- Marburg : Tectum Verlag, 2005
ISBN 978-3-8288-8872-2

Tectum Verlag
Marburg 2005

Schweres Gift -

Die erhöhte Bindung von Schwermetallen an Hirngewebe durch Entgiftung mit BAL, DMSA und DMPS

- Experimentelle Studien -

VORWORT

Bei Schwermetallvergiftungen stehen nach der Akutversorgung lebensbedrohlicher Situationen Komplexbildner im Vordergrund der medikamentösen Therapie. Unter diesen werden vor allem die Gegengifte BAL (2,3-Dimercapto-1-propanol, syn.: Britisch-Anti-Lewisit), 2,3-Dimercaptobernsteinsäure (DMSA) und 2,3-Dimercapto-1-Sulfonsäure (DMPS) eingesetzt.

Nach therapeutischem Einsatz von BAL bei Quecksilber-, und auch Arsen-Intoxikationen wurden jedoch Symptome beschrieben, die auf Schäden des zentralen Nervenssystems (ZNS) zurückzuführen sind. In entsprechenden Tierversuchen konnte zudem bestätigt werden, daß nach dem Einsatz von BAL als Gegengift die Konzentration von Arsen oder Quecksilber im Gehirn sogar noch zunimmt! BAL, DMSA und DMPS unterscheiden sich hinsichtlich ihrer Fettlöslichkeit (Lipophilie). Hier ist BAL lipophilster Vertreter, gefolgt von DMSA und DMPS. BAL ist daher in der Lage, Körperbarrieren wie z. B. die Blut-Hirn-Schranke zu überschreiten. Über den Ablauf der erhöhten Giftseinschleppung durch BAL ins Gehirn gibt es bisher jedoch nur Spekulationen. So ist unklar, ob das lipophile Antidot lediglich als „Carrier" zur Überwindung der Blut-Hirn-Schranke dient oder ob es bei der Prägung einer chemischen Bindung einen Katalysator darstellt.

Mit den vorliegenden Untersuchungsergebnissen wurde daher der Mechanismus der Schwermetallablagerung ins ZNS unter Einsatz von BAL, DMSA und DMPS untersucht. Als Metall wurde Arsen gewählt, da der Effekt der „Einschleppung" ins ZNS für Arsen im Tierversuche am besten dokumentiert ist.

Die Ergebnisse der vorliegenden Studie wurden von der Deutschen Gesellschaft für Zahn-, Mund-, und Kieferheilkunde (DGZMK) und der Bundeszahnärztekammer (BZÄK) anlässlich der Jahrestagung der DGZMK/BZÄK mit dem Dentsply-Förderpreis 2000 ausgezeichnet.

Dr. med. Dr. med. dent. M. Nilius   Herdecke im Jahre 2005

INHALTSVERZEICHNIS

Seite

1. EINFÜHRUNG

Schwermetalle wie z.B. Quecksilber oder Arsen waren schon im 2. Jahrhundert vor Christus als Gift bekannt [Lewin (1920)]. Die Toxizität von Letzterem beruht im Wesentlichen auf seiner Reaktivität gegenüber SH-Gruppen, die sich u.a. als funktionelle Gruppen in unterschiedlichen Enzymen befinden [Itoh und Zhang (1990)]. Unter den anorganischen Arsenverbindungen sind in die dreiwertigen Arsenite fünf- bis zehnmal giftiger als die fünfwertigen Arsenate. Darüber hinaus zeigen manche organische Arsenverbindungen eine noch höhere Toxizität, allen voran die vor allem für militärische Zwecke entwickelten arsenhaltigen Kampfstoffe.

Seit Mitte des letzten Jahrhunderts stehen suffiziente Antidota zur Therapie von Arsenvergiftungen zur Verfügung [Peters et al.
(1945)], [Hammond und Beliles (1980)].

Bei Versuchen zur Entgiftung des arsenhaltigen Kampfstoffes Lewisit gelang Stocken und Thompson (1946a) die Etablierung von 2,3-Dimercaptopropanol (British-Anti-Lewisite, BAL). Mit der Entwicklung der Dithiole war damit erstmals Medikamente zur Entgiftung anorganischer und organischer Arsenverbindungen zur Hand. Bezogen auf die limitierte Bindungskapazität von Arsen an die zuvor

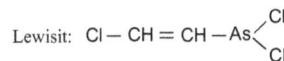

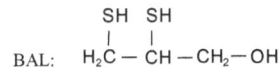

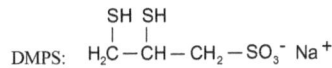

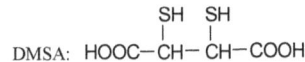

$$\text{Lewisit: } Cl - CH = CH - As \diagdown_{Cl}^{Cl}$$

$$\text{BAL: } \underset{|}{H_2C} - \underset{|}{CH} - CH_2 - OH \quad (\overset{SH}{|} \ \overset{SH}{|})$$

$$\text{DMPS: } \underset{|}{H_2C} - \underset{|}{CH} - CH_2 - SO_3^- \ Na^+ \quad (\overset{SH}{|} \ \overset{SH}{|})$$

$$\text{DMSA: } HOOC - \underset{|}{CH} - \underset{|}{CH} - COOH \quad (\overset{SH}{|} \ \overset{SH}{|})$$

verwendeten Monothiole, bezogen auf deren ungenügende therapeutische Wirksamkeit gegenüber Lewisit und bezogen auf die erheblichen Nebenwirkungsraten [Peters et al. (1945)] konnte dieses Medikament als gut wirksam bezeichnet werden [Stocken und Thompson (1949), Aposhian (1995)]. In den USA war BAL seit 1950 Mittel der Wahl in der Behandlung von Arsen-, Blei- und Quecksilberintoxikationen [Klaassen (1996)]. Insbesondere aufgrund seiner Anti-Lewisit-Wirksamkeit bestehen zudem auch heute noch große Vorräte vor allem in militärischen Bereichen der Vereinigten Staaten sowie der ehemaligen Sowjetunion [Aposhian (1995)].

Der Einsatz von BAL hat jedoch vielfältige Nachteile: Es ist nicht sehr stabil und leicht zu oxidieren. Die geringe Haltbarkeit kann bei Einsatz großer Mengen zu logistischen Problemen führen. Zusätzlich treten nach Therapie mit BAL bei den behandelten Patienten aufgrund einer relativ geringen therapeutischen Breite häufig Nebenwirkungen auf. So kommt es zum Beispiel oft zu Übelkeit, Schwindel, Erbrechen, Herzfrequenzanstieg, Kopfschmerzen, Parästhesien, Schwitzen und Darmkoliken [Aposhian und Carter (1984)], wobei etwa 55% der Patienten unerwünschte Arzneimittelwirkungen entwickeln. Aus diesem Grund kommt eine Behandlung mit BAL gewöhnlich nur für hospitalisierte Patienten in Frage. Klaassen weist in diesem Zusammenhang auf die mit einer stationären Aufnahme verbundenen erhöhten Therapiekosten hin [Klaassen (1996)]. BAL muß aufgrund seiner geringen Löslichkeit in Wasser in einer öligen Suspension tiefmuskulär appliziert werden. Dabei treten oft sterile schmerzhafte Abszesse an der Einstichstelle auf [Oehme (1979); Goodman und Gilman (1990); Munro et al. (1990)]. Bei Verwendung von länger haltbaren und besser wasserlöslichen Substanzen können viele Nachteile des BAL vermieden werden. Es wird daher heute der Einsatz der wasserlöslichen Chelatbildner *meso*-2,3-Dimercaptosuccinsäure (DMSA) und des Natriumsalzes des 2,3-Dimercapto-1-Propansulfonates (DMPS) gegenüber der Gabe von BAL vorrangig empfohlen.

Neben klinisch sichtbaren Nebenwirkungen zeigen sich auch auf histologischer, biologischer sowie biochemischer Ebene Veränderungen nach therapeutischem Einsatz von BAL. Schon 1949 wiesen Stocken und Thompson (1949) darauf hin, daß durch lipophile Thiolverbindungen wie BAL die Toxizität von Arsenverbindungen gegenüber intrazellulären "targets" wie Enzymen und Mitochondrien verstärkt werden kann. Fletcher und Sanadi (1962) sowie Oehme (1979) bestätigten dieses Ergebnis.

Durch die Arbeitsgruppe um Berlin wurde erstmals gezeigt, daß BAL in der Therapie von Quecksilberintoxikationen den Gehalt des Schwermetalls im Gehirn von Mäusen erhöht [Berlin und Lewander (1965)]. Hoover und Aposhian machten 1983 und 1984 bei Untersuchungen zur Therapie der Intoxikation mit anorganischem Arsen die Beobachtung, daß durch BAL die Konzentration von Arsen im Gehirn und in den Hoden von Kaninchen erhöht wird [Hoover und Aposhian (1983), Aposhian und Carter (1984)]. Dieses Ergebnis konnte von Kreppel [Kreppel et al. (1990)] für Mäuse und Meerschweinchen bestätigt werden.

Bei Ratten hingegen fand Tsutsumi keine erhöhte Arsenkonzentration im Hirn in der Folge einer ein- bzw. fünftägigen BAL-Behandlung. Auch elf andere ebenfalls untersuchte Gewebe zeigten keine erhöhte Arsenkonzentration [Tsutsumi (1973)]. Graziano zufolge fiel sogar die Arsenkonzentration bei Versuchen mit Ratten nach einer BAL-Therapie [Graziano et al. (1978)].

2

Aposhian erklärt diese unterschiedlichen Befunde mit der Applikationsform: Bei den Versuchen von Tsutsumi erfolgte eine subkutane Applikation, bei den Versuchen von Graziano eine orale Gabe von Arsen. Im Tierversuch könnten Biotransformationen von anorganischem zu mono- und dimethylierten Varianten stattgefunden haben [Aposhian (1989)]. Hinzu kommt, daß die Ratte, bezogen auf den Arsenstoffwechsel, offensichtlich eine Sonderstellung unter den Labortieren einnimmt [Aposhian und Maiorino (1986)]. Entsprechend der Bewertung des "National Research Council Report on Medical and Biological Effects of Environmental Pollutants" (1977), kann die Ratte - anders als Mensch, Kaninchen oder Maus - Arsen intraerythrozytär speichern.

Über die Kausalzusammenhänge der erhöhten Arsenkonzentrationen in Hirn und Hoden von Kaninchen, Meerschweinchen oder Mäusen infolge therapeutischer BAL-Gabe nach experimenteller Arsenapplikation gibt es derzeit folgende These: Aposhian diskutiert die Möglichkeit eines BAL-Arsen-Komplexes, der das Hirn infolge seiner Lipophilie schneller erreicht, als er es - wenn überhaupt - wieder verlassen kann [Aposhian (1989), S. 290]. Ob ein solcher "BAL-Arsen-Komplex" eine erhöhte Toxizität aufweist, ist bislang nicht beschrieben.

Im Vergleich von BAL zu den Antidota DMSA und DMPS ist die Dosis-Wirkungskurve (Wirkung = Letalität) des BAL nach As_2O_3-Gabe nach links verschoben, jene von DMSA oder DMPS ist es jedoch nicht. Da Hirn und Hoden erhöhte Arsenwerte nach einer BAL-Therapie aufweisen, wurde ähnlich zur Blut-Hirn-Schranke die Besonderheit der Blut-Hoden-Schranke in der Arbeitsgruppe von Okumura diskutiert [Okumura et al. (1975)]. Der Schrankeneffekt der die Blutgefäße umgebenden Glia und des Kapillarendothels wirkt im Fall der Blut-Hoden-Schranke in erster Linie für nicht lipidlösliche Substanzen oder Proteine limitierend. Da bei Einsatz von DMSA und DMPS nach Arsengabe keine erhöhte intrazerebrale Arsen-Konzentration beobachtet wurden, verglich Mückter die Lipophilie verschiedener vizinaler Antidota [persönliche Mitteilung Mückter (1988)]. Demnach ist BAL aufgrund seines hohen Verteilungskoeffizienten im System Octanol/Puffer ($VK_{(BAL)}$= 4.3, $VK_{(DMPS)}$ = 0.0025 und $VK_{(DMSA)}$= 0.0017) am lipophilsten. Nach Aposhian [Aposhian und Carter (1984)] ist möglicherweise diese Lipophilie Ursache für die höhere Toxizität von BAL (LD_{50}(BAL): 1.5 mmol/kg im Gegensatz zu DMPS (LD_{50}: 6.5 mmol/kg und DMSA (LD_{50}: 13.7 mmol/kg)). Ob BAL somit ein Carrier für die Einschleppung von Arsen ins Gehirn ist oder eine chemische oder biochemische Funktion bei der Arsenabgabe an Organ- oder Zellstrukturen übernimmt, konnte auch in jüngerer Zeit nicht geklärt werden [Kreppel et al. (1990)].

3

Im Tierversuch zeigten sich nach Gabe subletaler Dosen von BAL ohne vorangegangene Arsenintoxikation aggressive Verhaltensveränderungen, Geräusch-Überempfindlichkeiten und Konvulsionen [Durlacher und Bunting (1946), Zvirblis und Ellin (1976)]. BAL fördert zudem die Akkumulation toxischer Substanzen wie Arsen oder Quecksilber im Gehirn [Berlin et al. (1965)]. Aufgrund der nervenschädigenden Wirkungen von Arsen im Sinne einer Neuritis [Henschler (1996)] ist der therapeutische Nutzen von BAL umstritten. Quantitative vergleichende Untersuchungen arsenbedingter Neurotoxizität mit oder ohne BAL-Therapie stehen zur Zeit noch aus. Jedoch konnten O' Shaugnessy und Kraft (1976) aufzeigen, daß selbst bei frühzeitiger Gabe von BAL neurotoxische Erscheinungen im Zuge einer Arsenvergiftung auftraten. Diese Beobachtung wurde von Fincher und Koerker (1988), Fesmire [Fesmire et al. (1988)] sowie in der Arbeitsgruppe um Rezuke bestätigt [Rezuke et al. (1991)].

Eine erhöhte Arsenkonzentration im Hirn nach therapeutischem Einsatz von BAL und die damit möglicherweise verbundene verstärkte Schädigung des Organs läßt den Einsatz von BAL problematisch erscheinen.

Über den Arsen-Metabolismus ist bekannt, daß die Biotransformation von dreiwertigem Arsenit zu fünfwertigem Arsenat - der weniger giftigen Oxidationsstufe des Arsens - möglich ist [Byron et al. (1967), Nakamuro und Sayato (1981)]. In den Untersuchungen der Forschergruppe um Bencko mit Mäusen wird berichtet, daß durch Beschleunigung der Biotransformation von Arsenit zu Arsenat mit anschließender renaler Ausscheidung die Ausprägung einer Arsen-Toleranz möglich sein soll [Bencko et al. (1976)]. Bestätigung erfahren diese Beobachtungen durch Untersuchungen von Bertolero, Gyurasics und Varga sowie Li und Chou [Bertolero et al. (1987), Gyurasics et al. (1991a/b), Li und Chou (1992)]. In Untersuchungen an Kaninchen konnte Maiorino zeigen, daß nach Arsen- und Antidota-Gabe (DMPS und DMSA) ein resultierender plasmatischer Dimercaptan-Arsen-Komplex wasserlöslicher ist als an sonstige zelluläre Komponenten gebundenes Arsen und daß die renale Exkretion beschleunigt wird [Maiorino und Aposhian (1985)]. Vergleichbare Untersuchungen mit einem Zusatz von BAL fehlen allerdings bislang. Denkbar wäre ein solcher "BAL-As-Komplex " auch in Nervenzellen. Ob dieser postulierte Komplex wasserlöslich wäre und/oder die Ausscheidung eines solchen aus der Zelle

4

gewährleistet wäre, ist zum gegenwärtigen Zeitpunkt rein hypothetisch - wenn auch anzunehmen ist, daß ein solcher Komplex eher lipophil sein dürfte.

Neben der Biotransformation unterschiedlicher Oxidationsstufen des Arsens nennt Aposhian zwei Hauptmechanismen der Detoxifizierung anorganischen Arsens bei Säugetieren: die Methylierung und die Proteinbindung [Aposhian (1989, S. 285)].

Bei der Biotransformation im Sinne einer Methylierung entstehen aus Arsen die Metaboliten Methylarsonat (MA), Dimethylarsinat (DMA), Trimethylarsinoxid (TMAO) und Trimethylarsin (TMA) [Lasko und Peoples (1975), Crecelius (1977), Odanaka et al. (1980), Vather et al. (1982) sowie Vather und Marafante (1985)]. Der Metabolismus soll hierbei in erster Linie durch die Leber geschehen [Marafante et al. (1987)]. Bellomo weist auf eine hohe Konzentration von Glutathion (GSH) in Hepatozyten hin. GSH könnte einen möglichen Entgiftungsweg für Arsen darstellen: Zum einen in Form einer kovalenten Bindung GSH-As, zum anderen als ein Assoziationskomplex, der mit anderen SH-Gruppen tragenden Proteinen konkurrieren könnte, so daß die Proteinschädigung geringer wäre [Bellomo et al. (1992)]. GSH ist eines der häufigsten SH-Gruppen tragendes Molekül in den Hepatozyten und zudem sowohl für den Metabolismus als auch für die Methylierung von Arsen verantwortlich [Thompson (1993), Delnomdedieu et al. (1993)]. Lerman und Clarkson zufolge kann aber auch die Niere Arsen methylieren [Lerman und Clarkson (1983)].

Keine Methylierungsaktivität wurde dagegen im Hirn festgestellt [Aposhian (1989)]. Dieser möglicherweise GSH-abhängige Entgiftungsweg wird jedoch unter der Zielsetzung der vorliegenden Arbeit nicht überprüft, wenn auch z.B. in den Versuchen mit Zellen durch vorherige Deletion des zellulären Glutathions eine Aussage möglich sein könnte.

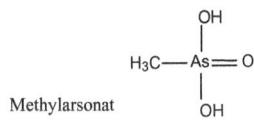

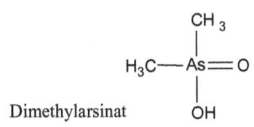

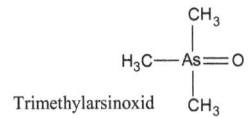

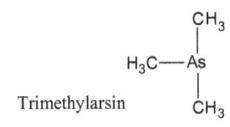

Trimethylarsinoxid

$$H_3C-\overset{\overset{\displaystyle CH_3}{|}}{\underset{\underset{\displaystyle CH_3}{|}}{As}}=O$$

Trimethylarsin

$$H_3C-\overset{\overset{\displaystyle CH_3}{|}}{\underset{\underset{\displaystyle CH_3}{|}}{As}}$$

Methylarsonat

$$H_3C-\overset{\overset{\displaystyle OH}{|}}{\underset{\underset{\displaystyle OH}{|}}{As}}=O$$

Dimethylarsinat

$$H_3C-\overset{\overset{\displaystyle CH_3}{|}}{\underset{\underset{\displaystyle OH}{|}}{As}}=O$$

5

Es bleibt als möglicher Metabolismus von Arsen im Gehirn die Möglichkeit der Proteinbindung. Zudem sind ebenso verschiedene Kombinationen von Proteinbindungen mit Arsen und verschiedenen endogenen (z.b. GSH) und/oder exogenen Stoffen (z.b. BAL) denkbar. In diesem Zusammenhang erscheinen die von Aposhian durchgeführten Versuche mit Krallenaffen interessant. Da diese Spezies nicht in der Lage ist, anorganisches Arsen zu methylieren, kann sie nach einer Arsenintoxikation nur dann überleben, wenn ein anderer Mechanismus zur Detoxifizierung beiträgt [Aposhian (1989)].

Schon 1982 wurde in der Forschergruppe um Vather in Untersuchungen an Affen der Gattung *Callithrix jacchus* festgestellt, daß keine Methylierung von anorganischem Arsen stattfindet [Vather et al. (1982)]. Hingegen befand sich das applizierte Arsenit[74] überwiegend gebunden in der rauhen Mikrosomenfraktion von Hepatozyten. Ebenso wurde eine Bindung von Arsenit an andere Makromoleküle gefunden. Marafante berichtet in Versuchen an Kaninchen nach Applikation einer einzigen Dosis Arsenit[74] von Bindungen an Proteine des Plasmas sowie der Organe Lunge, Niere und Leber [Marafante et al. (1981)]. Nach Gelfiltration der Komplexe ergab sich, daß Arsen im Plasma und im Lungenzytosol überwiegend an niedrigmolekulare Komponenten gebunden ist. Anders hingegen zeigten die Leber- und Nierenfraktionen Arsen an hochmolekulare Strukturen gebunden. Hirnproben wurden nicht untersucht. Es wäre aber gut vorstellbar, daß Arsen in diesem Organ relativ mehr an Proteine bindet, da nach Aposhian keine Metabolisierung des Arsens durch Methylierung stattfindet [Aposhian (1989)] .

Wenig ist dagegen über das Verbleiben von BAL bekannt. Die meisten Publikationen zum Thema BAL datieren auf die späten vierziger Jahre des letzten Jahrhunderts. In Rattenversuchen mit S[35]-dotiertem BAL fanden Peters und Mitarbeiter im 24h-Urin 50 – 75% des eingesetzten Schwefels wieder, unverändertes BAL konnte hierbei nicht gefunden werden [Peters et al. (1947)]. 4% der eingesetzten Radioaktivität fand sich als anorganischer Schwefel wieder. Papierchromatographische Untersuchungen ergaben zwei schwefelhaltige Spots, von denen offensichtlich keiner mit BAL identisch war. Nach Deutung der Autoren werden *in vivo* zwei Metaboliten von BAL mit dem Urin ausgeschieden; neben dem anorganischen Schwefel auch noch ein Dithiol, das dem BAL ähnlich ist und - zumindest *in vitro* - Wirksamkeit gegenüber Lewisit zeigte [Luetscher et al. (1946), Wexler et al. (1946)].

Nach Ergebnissen von Aposhian verteilt sich BAL aufgrund seiner Lipidlöslichkeit sowohl intra- als auch extrazellulär [Aposhian (1995)]. Entsprechend den Untersuchungen von Tamboline wird BAL umfassend metabolisiert und relativ schnell biliär und renal ausgeschieden [Tamboline et al. (1955)]. Klaassen zufolge macht diese schnelle Ausschleusung von BAL eine therapeutische Applikation alle vier Stunden notwendig [Klaassen (1996)]. Hinweise auf Bindungen von BAL mit oder ohne Arsen an Eiweiße ergaben sich bislang jedoch nicht.

Zur weiteren Abklärung des Problems der Arseneinschleppung ins Gehirn scheint die Kenntnis der Ablagerungsform des Arsens unerläßlich. Hier stellt sich die Frage, ob BAL bei der Komplexbildung mitwirkt oder ob es Arsen lediglich als Vehikel dient, um an den Ort der definitiven Bindung zu gelangen. Weiterhin dürfte die Klärung eines wahrscheinlichen Metabolismus von BAL inklusive der Lokalisation des Metabolismus wichtige Aufschlüsse über eine mögliche Reversibilität der Arseneinschleppung ins ZNS durch BAL geben.

2. MATERIAL UND METHODEN

2.1. Chemikalien und Reagenzien

Acrylamid, 2x gereinigt	Serva, Heidelberg
Ammoniumpersulfat	Serva, Heidelberg
Ampholine pH 3.5-10,0	Pharmacia, Freiburg
Ampholine pH 5.0-7.0	Pharmacia, Freiburg
Arsen[73*]-V-Oxid	Los Alamos National Laboratory,
	Los Alamos, New Mexico, USA
Arsenat, Na_2HAsO_4 * 7 H_2O	Fluka, Buchs, Schweiz
Arsenit, As_2O_3	Merck, Darmstadt
Chloroform	Fluka, Buchs, Schweiz
Chromschwefelsäure	Merck, Darmstadt
Collagenase H,	Boehringer, Mannheim
Dithiothreitol (DTT)	Sigma, Deisenhofen
2,3-Dimercaptopropanol (DL-BAL)	Sigma, Deisenhofen
Dimercaptosuccinsäure (Meso-DMSA)	EGA-Chemie, Steinheim/Albuch
Dimercaptopropansulfonsäure (DL-DMPS)	Heyl & Co., Berlin
Essigsäure, p.a.	Merck, Darmstadt
Ethanol, p.a.	Merck, Darmstadt
Formalin, p.a.	Merck, Darmstadt
Glycerin, p.a.	Sigma, Deisenhofen
Glycin, p.a.	Sigma, Deisenhofen
Harnstoff, für biochem. Zwecke	Fluka, Buchs, Schweiz
Hyaluronidase	Sigma, Deisenhofen
Kaliumhydroxid, reinst	Merck, Darmstadt
di-Kaliumhydrogenphosphat, p.a.	Merck, Darmstadt
Leupeptin	Sigma, Deisenhofen
MEM/ Hanks-Salze	Merck, Darmstadt
MEM/ Earles-Salze	Merck, Darmstadt

9

Methanol, p.a.	Fluka, Buchs, Schweiz
N,N'-Methylenbisacrylamid, (2x)	Serva, Heidelberg
Natriumcarbonat, reinst	Merck, Darmstadt
Natriumdodecylsulfat (SDS), microselect	Fluka, Buchs, Schweiz
Natriumhydroxid, reinst	Merck, Darmstadt
Natriumthiosulfat, p.a.	Merck, Darmstadt
Nonidet P 40	Fluka, Buchs, Schweiz
Phenylmethansulfonylfluorid, PMSF	Fluka, Buchs, Schweiz
Phosphorsäure	Merck, Darmstadt
Pronase E,	Serva, Heidelberg
Pepstatin	Sigma, Deisenhofen
Proteinstandard zur Molekulargewichts-Bestimmung in SDS-PAGE (Typ IV & VI)	Merck, Darmstadt
Silbernitrat, reinst	Aldrich, Steinheim
Tetramethylethylendiamin (TEMED), reinst	Serva, Heidelberg
Tris(hydroxymethyl)amino-methan, research grade	Serva, Heidelberg
Trypsin	Sigma, Deisenhofen
Saccharose	Fluka, Buchs, Schweiz
Ultima-Gold-Szintillations-Cocktail	Packard, Groningen, Niederlande

Die verwendeten Chemikalien und Reagenzien waren reinst oder p.a. Qualität.

Die verwendeten Organpräparate stammten von Meerschweinchen des Stammes Dunkin-Hartley Pirbright White der Firma Interfauna, Deutsche Versuchstierfarm, Tuttlingen. Die Neuro-2a (Neuroblastom-Zellen der Maus) waren von der American Type Culture Collection (ATCC, Rockville, Maryland, USA) bezogen worden. Als Filterpapier zur Geltrocknung wurde Chromatography paper 3MM Chr der Firma Whatman, Maidstone, England verwendet.

2.2. Geräte

- Netzgerät: Pharmacia LKB Multi Drive XL

- Gelelektrophorese-Kammer für Polyacrylamid-Gele; Eigenbau gemäß der Anleitung von O'Farrell und O'Farrell [O'Farrell und O'Farrell (1977)]

- Gel-Elektrophoreseapparatur zur isoelektrischen Fokussierung von SDS-Polyacrylamid-Gelen: Eigenbau nach der Anleitung von O'Farrell und O'Farrell

- Geltrockner Drygel Sr.™ Modell SE 1175 der Firma Hoefer Scientific Instruments, San Francisco, Kalifornien, USA

- Chemie-Vakuum-Pumpe MZ2C der Firma Vakubrand®, Wertheim/ Main, Deutschland

- Filterpapier der Firma Drygel Sr.™, San Francisco, Kalifornien, USA

- γ-Counter: Cobra-II-Autogamma der Firma Canberra-Packard®, Frankfurt/Main, Deutschland

- β-Counter: Tri Carb 2500TR, Canberra-Packard®, Frankfurt/Main, Deutschland

- Image-Analyzer FUJI-BAS 1000®, FUJI Photo Film Co., Tokyo, Japan

- HPLC High-Precision-Pump Modell 480 und UV-Detektor SP4 der Firma Gynkothek, München, Deutschland

- Anionenaustauschersäule (125 x 4.6 mm), Hitachi-Gel-FH 02041, Hitachi™, Tokyo, Japan

- Autoradiographiedarstellung: TINA Version 2.08c, Raytest, Straubenhard, Deutschland

- HP-Integrator 3396A, Hewlett Packard, Frankfurt/Main, Deutschland

11

2.3. Methoden

2.3.1. Diskontinuierliche eindimensionale Gelelektrophorese

Die eindimensionale Gelelektrophorese erfolgte nach der Vorschrift von Sambrook et al. (1989), die auf der Methode von Lämmli (1970) basiert. Die Trennung der Proteine erfolgte im sogenannten Trenngel. Dieses wurde zunächst zwischen zwei Glasplatten auspolymerisiert, die in einem Abstand von 0,5 oder 1 oder 1,5 mm gehalten waren. Die Trennstrecke betrug etwa 15 cm. Anschließend wurde das Sammelgel in einer Höhe von etwa 3 cm zur Polymerisation auf das Trenngel aufgebracht. Hierin wurden bei Bedarf Probentaschen durch Einfügen eines Kammes ausgespart. Der Acrylamidgehalt der Trenngele betrug 7,5%, 10% oder 15%. In der nachfolgenden Tabelle ist die Zusammensetzung der Trenn- und Sammelgele aufgeführt:

Bestandteile	Trenngele			Sammelgel
	7,5%	10%	15%	
H_2O	47,8 ml	39,6 ml	23,0 ml	27,2 ml
Acryl-Mix (30%)/(29:1)	25,0 ml	33,4 ml	50,0 ml	6,8 ml
Tris (1,5 M; pH 8,8*)	25,2 ml	25,0 ml	25,0 ml	
Tris (1,0 M; pH 6,8*)				5,0 ml
SDS (10%)	1,0 ml	1,0 ml	1,0 ml	0,4 ml
Ammoniumpersulfat (10%)	1,0 ml	1,0 ml	1,0 ml	0,4 ml
TEMED	64,0 µl	40,0 µl	40,0 µl	40,0 µl

* (pH-Wert Titrierung mit HCl)
Acryl-Mix = Mischung aus Acrylamid und N,N´-Methylenbisacrylamid

Als Elektrodenpuffer kam die bei Sambrook et al. beschriebene Lösung (3,02% Tris, 18,8% Glycin, 1% SDS) zum Gebrauch. Diese wurde als zehnfaches Konzentrat hergestellt und konnte zweimal verwendet werden. Die Proben wurden in einer Lösung von 50 mmol/l Tris, 100 mmol/l DTT, 2% SDS und 10% Glyzerin aufgegeben. Die Proteine wurden durch eine Silberfärbung dargestellt und zusätzlich mindestens eine der Probenspuren mit einem kommerziell erhältlichen Molekulargewichtsmarker bestückt. Dadurch konnten die Molekulargewichtsbereiche der abgetrennten Banden der Proben abgeschätzt werden. Proben mit radioaktiven Markierungen wurden autoradiographisch detektiert. Als Markerspur wurde ein selbst hergestelltes Zelllysat mit ^{35}S-Methionin markierten Proteinen aufgegeben. Dadurch konnten die mengenmäßig häufigsten zellulären Proteine mit ihren relativen Molekulargewichten als Molekulargewichtsstandard verwendet werden.

2.3.2. Native Gelelektrophorese mit Saccharose

Dem nativen Polyacrylamid-Trenngel wurde anstelle von SDS die gleiche Menge Wasser zugegeben. Diesem wurde dann ein Saccharose-Gel als Sammelgel der folgenden Zusammensetzung vorgeschaltet:

Für 7% Gele:	H_2O	3,7 ml
	Acryl-Mix (29:1; 30%)	3,4 ml
	Tris (1,0 M)	1,5 ml
	Ammoniumpersulfat (10%)	0,2 ml
	Saccharose	10,0 ml
	TEMED	20,0 µl

Der Elektroden-Puffer (pH 8,3) bestand aus:

	Tris	1,2 g
	Glycin	5,8 g
	ad dest. H_2O	2,0 l

Nach Auftragen und Auftrennung der Proben wurden die Gele in Fixier-Lösung (10% Essigsäure, 30% Ethanol) bzw. Trichloressigsäure fixiert.

2.3.3. Zweidimensionale Gelelektrophorese

Mit der zweidimensionalen Gelelektrophorese wurde entsprechend einer Vorschrift von O'Farrell und O'Farrell (1977) gearbeitet. In der isoelektrischen Fokussierung wurden die Proteine zunächst in einem zylindrischen Gel (2,1 mm Durchmesser, 14 cm Länge) entsprechend ihrer isoelektrischen Punkten aufgetrennt. Hierzu wurden die Proben in einem Puffer von 5,7% Harnstoff, 2% Ampholinen, 2% Nonidet P40 und 0,05% DTT (teilweise ohne DTT) aufgelöst und jeweils 100 µl dieser Lösungen elektrophoretisch aufgetrennt. Die Rundgele wurden dann auf ein Sammelgel, wie im Abschnitt 3.3.1. beschrieben, aufgebracht. Der stabile pH-Gradient im zylindrischen Gel ergab sich durch verschiedene Ampholinmischungen nach durchgeführter Fokussierung. Meist wurde eine Mischung von 20% Ampholinen des pH-Bereiches 3,5-10 und

80% des pH-Bereiches 5-7 verwendet. Es kamen jedoch auch Ampholine für den pH-Bereich 6-8 zum Einsatz. Die Zusammensetzung der Fokussiergele war wie folgt:

Ampholine	1,0 ml
Harnstoff	11,0 g
Nonidet P40 (10%)	4,0 ml
Acryl-Mix (30%), (28,29:1,71)	2,66 ml
H_2O	ad 20 ml
TEMED	10 µl
Ammoniumpersulfat (10%)	20 µl

Nach dem Anmischen der Lösung wurde diese in die zylindrischen Glasröhren gefüllt, die zuvor an einer Seite abgedichtet worden waren. Nach ca. 10 Minuten wurde auf jedes Gel ca. 20 µl Wasser aufgebracht, dieses nach ca. 15 Minuten wieder abgesaugt und durch Lysepuffer ersetzt. Nach weiteren 30 Minuten wurden die Gele in die Fokussierkammer gebracht und vorfokussiert (15 min 200 V, 30 min 300 V, 30 min 400 V). Der Überstand des Lysepuffers wurde abgesaugt und die jeweilige Probe auf die Gele aufgebracht. Im Anschluß folgte dann die isoelektrische Fokussierung mit ca. 7.000 Vh (1h 50 V, 8 h 500 V, 1h 1000 V, 45 min 1500 V, 15 min 2000 V, weiterhin 50 V bis zur Entnahme der Gele). Danach wurden die Gele aus den Glasröhren genommen und für mindestens 15 Minuten in Elektrodenpuffer für die eindimensionale Elektrophorese äquilibriert. Gele, die nicht unmittelbar weiter aufgetrennt wurden, blieben in Elektrodenpuffer gelagert und wurden bis zur Verwendung bei –20 °C eingefroren.

Die Elektrodenpuffer bei der isoelektrischen Fokussierung waren 20 mmol/l NaOH (Anode) und 50 mmol/l H_3PO_4 (Kathode). Als Aufgabenseite wurde, wenn nicht anders beschrieben, die Anodenseite gewählt.

2.3.4. Anfärben der Proteine mit Silbernitrat

Nach Beenden der Gelelektrophorese in der zweiten Dimension wurden die fertigen Gele den Glasplatten entnommen und sofort in eine Fixierlösung aus 30%-igem Ethanol und 10%-iger Essigsäure gelegt. Hierin blieben sie zwischen drei und fünf Stunden. Die Fixierflüssigkeit wurde dann abgegossen und die Gele dreimal jeweils für 30 Minuten mit 30%-igem Ethanol gewaschen. Anschließend wurde eine Minute lang in einer Lösung von 300 ml Aqua bidest. + 0,0247% Formalin + 0,865 mmol/l Natriumthiosulfat imprägniert zum Aufquellen der Gele bzw. zur Thiosulfat-Einlagerung. Im Anschluß daran wurden die Gele für mindestens 20 Minuten in 400 ml einer Lösung von 0,2% Silbernitrat und 0,0185% Formalin belassen. Es folgte eine zweimalige Reinigung der Gele mit entmineralisiertem Wasser für ca. 30 Sekunden. In 500 ml einer Carbonatlösung (0,57 M Natriumbicarbonat + 0,0185% Formalin + 17,3 μM Natriumthiosulfat) wurde anschließend das Silber reduziert. Die Proteinflecken erschienen als dunkelbraune Spots. Nach zweimaligem Waschen in bidest. Wasser wurde der Färbungsvorgang durch Einlegen der Gele in 7%-ige Essigsäure gestoppt, sobald die gesamte Gelmatrix sich gelb anzufärben begann. Zur photographischen Dokumentation wurden die Gele unter Durchlicht und einem Abstand von ca. 45 cm Abstand bei einer Blendeneinstellung von 5,6 - 11 mit Zeitautomatik photographiert. Die noch feuchten Gele wurden entweder unmittelbar danach in Cellophanfolie eingeschweißt oder getrocknet.

2.3.5. Autoradiographische Analyse der Gele mit dem FUJI-BAS 1000® Bio-Imaging Analyzer

Vor der Autoradiographie wurden die Gele getrocknet. Dies erfolgte nach Auflegen auf Filterpapier bei ca. 60-65 °C unter Vakuum (< 80 mbar) für etwa zwei Stunden.

Zur weiteren Detektion der Proteinbanden bzw. -spots wurden die getrockneten Gele auf wiederverwendbaren photostimulierbaren Phosphorplatten BAS-MP IIIs der Firma FUJI, Tokyo (Japan) aufgelegt. Je nach aufgegebener Strahlungsmenge wurden die Platten zwischen einem und zwölf Tagen exponiert.

Die Quantifizierung der autoradiographisch detektierten Radioaktivität erfolgte mit Hilfe des Software-Programms TINA, Version 2.08c, der Firma Raytest Isotopenmeßgeräte GmbH, Straubenhard, (Deutschland). Die Originale der Datensätze wurden als unkomprimierte *image-Dateien* (img.) gespeichert. Die Bilddaten liegen unkomprimiert als Hardcopy vor. Der Anteil der Radioaktivität der einzelnen Banden, bezogen auf die gesamte Probe, wurde mit dem FUJI-BAS 1000 Bio-Imaging Analyser System (Fuji Tokyo, Japan) nach Korrektur der Volumina und Einberechnung der spezifischen Aktivitäten berechnet.

Es war sichergestellt, daß die aufgebrachte Radioaktivitätsmenge für den Expositionszeitraum ein lineares Zählausbeutesignal ergab. Zur Bestimmung des Anteils der einzelnen Banden von der Gesamtradioaktivität pro Aufgabe wurde ein Radioaktivitätsprofil jeder einzelnen Probenspur angelegt. Mittels der Meßlinie, die durch die Spuren (Kolonnen von Banden) gezogen wurde, war es möglich, die jeweils vorhandene Radioaktivität der Banden zu ermitteln. Mit Hilfe eines Referenzfeldes außerhalb einer Spur wurde die Hintergrundstrahlung (Bkg) ermittelt. Bei der graphischen Darstellung wurde eine erhöhte Radioaktivität durch einen Peak (schraffierte Bezirke) gekennzeichnet. Im Folgenden ist ein Beispiel hierfür aufgeführt:

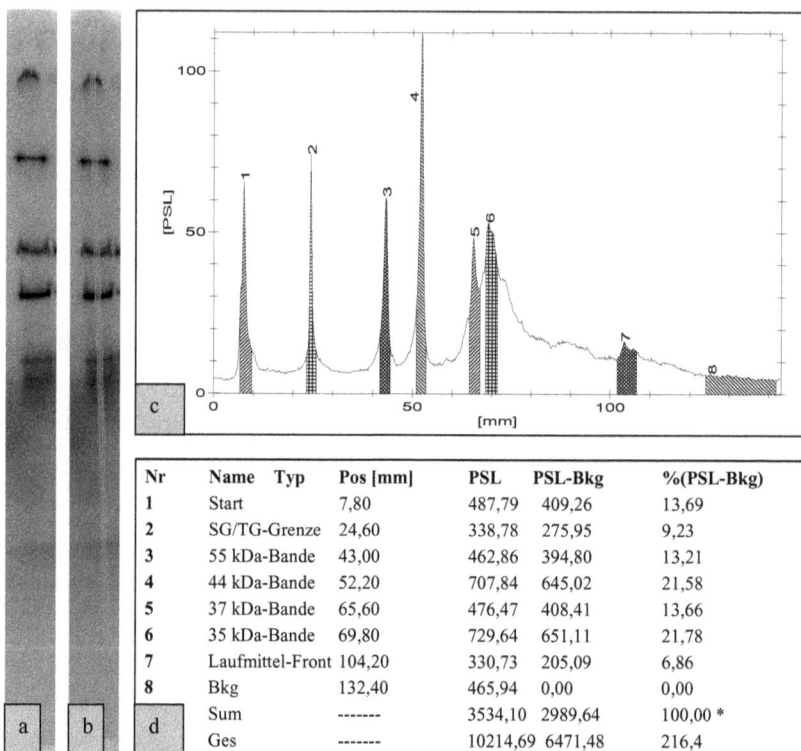

Nr	Name Typ	Pos [mm]	PSL	PSL-Bkg	%(PSL-Bkg)
1	Start	7,80	487,79	409,26	13,69
2	SG/TG-Grenze	24,60	338,78	275,95	9,23
3	55 kDa-Bande	43,00	462,86	394,80	13,21
4	44 kDa-Bande	52,20	707,84	645,02	21,58
5	37 kDa-Bande	65,60	476,47	408,41	13,66
6	35 kDa-Bande	69,80	729,64	651,11	21,78
7	Laufmittel-Front	104,20	330,73	205,09	6,86
8	Bkg	132,40	465,94	0,00	0,00
	Sum	-------	3534,10	2989,64	100,00 *
	Ges	-------	10214,69	6471,48	216,4

Abbildung 1 (a-d): **Die zwei dargestellten Spuren (Abb. a, b) zeigen das autoradiographische Bandenmuster von Homogenatproteinen des Meerschweinchenhirns nach Inkubation mit Arsen[73] und eindimensionaler PAGE-Auftrennung.** Abbildung 1a stellt die jeweiligen Radioaktivitätsbanden dar. Ein Radioaktivitätsprofil wurde durch die Probespur angelegt (Abb. 1 b, c). Die Radioaktivität der einzelnen Banden wurde nach Definition der interessierenden Regionen (Abb. 1 d) bestimmt. Die Abkürzungen PSL bedeuten "Photostimulierte Lumineszenz", Bkg "Background", SG/TG-Grenze bedeutet Übergang vom Sammelgel zum Trenngel in der SDS-PAGE

Durch Bestimmung der Rf-Werte der Peaks konnten die Molekulargewichte der Proteinbanden durch Vergleich mit Molekulargewichtsstandards bestimmt werden. Angegeben sind jeweils Mittelwerte und Standardabweichungen von fünf unabhängigen Versuchen in Prozent der aufgegebenen Radioaktivität.

Zur ungefähren Abschätzung der auf die Platten aufzubringenden Radioaktivitätsmengen wurden in Vorversuchen Fokussiergele mit Radioaktivitätsmengen zwischen 180 und 30.000 CPM nach

16

24 h Exposition autoradiographiert. Als lineare Zählausbeute im Detektionssystem ergaben sich Radioaktivitätsmengen von ca. 50-10000 CPM/cm^2.

2.3.6. Aufbereitung der Organpräparate

Die Organe der Meerschweinchen wurden entweder frisch verwendet oder rasch nach Entnahme bei -24 °C gefroren und für die nachfolgenden Versuche verwendet. Für die einzelnen Ansätze wurden jeweils ca. 1 g (Feuchtgewicht) der Organe eingewogen, mit Spatel und Skalpell zerkleinert und dann mit 9 ml kaltem PBS versetzt. Anschließend erfolgte eine Homogenisierung des Ansatzes mit Hilfe eines Ultra-Turrax über einen Zeitraum von zweimal einer Minute. Jeweils ein Milliliter des enstandenen Homogenates wurde in Reaktionsgefäße überführt und entsprechend der unterschiedlichen Versuchsanordnungen mit den Zusätzen von Arsen und/oder BAL oder anderen Antidota vermischt. Nach dreistündiger Inkubation unter ständigem Rütteln wurden bei den entsprechend der Versuchsanordnung angegebenen Temperaturen die jeweiligen Ansätze in den Reaktionsgefäßen für ca. 10 Minuten mit 10.000 g zentrifugiert. Von den entstandenen Sedimenten wurden die Überstände vorsichtig abpipettiert, das verbleibende Sediment ein zweites Mal zentrifugiert und wiederum der Überstand abpipettiert. Das Volumen des Sediments wurde als Differenz des eingesetzten Volumens zum Volumen der abpipettierten Überstandproben berechnet. Von den Sedimenten und Überstandproben wurde jeweils ein Anteil zur Proteinbestimmung verwendet. Sowohl die Sedimente als auch die Überstände wurden nachfolgend 1:10 mit Lysepuffer vermischt und für bis zu 1 h gerüttelt, bis sich eine gleichmäßige Verteilung der Sedimentbestandteile ergab. Diese Lösungen wurden über die verschiedenen elektrophoretischen Trennverfahren analysiert.

Zur weiteren Aufklärung der detektierten Regionen wurden leichte Modifikationen der Versuchsanordnungen gewählt. Hierzu wurden Inkubationen bei verschiedenen Temperaturen bzw. unter Zusatz von RNAse und/oder DNAse (DNAse I 2 µg/ml; 1 h) oder Proteolyse-Inhibitoren (Aprotinin (1 µg/ml), Leupeptin (5 µg/ml), Pepstatin (5 µg/ml) und Phenylmethansulfonylfluorid (100 µg/ml)) oder unter Proteasezusatz (Trypsin, Hyaluronidase, Pronase oder Kollagenase) durchgeführt.

2.3.7. Präparataufbereitung von Neuro 2a-Zellen der Maus

Die Neuro 2a-Zellen wurden in 24 Well-Multiplatten (je 1,9 cm^2 Fläche) über mehrere Tage bei 37 Grad Celsius (bei 5% CO_2-Sättigung) und gesättigter Wasserdampfatmosphäre bis zur Konfluenz gezüchtet. Zur Durchführung der Versuche wurde das Medium abpipettiert und dann die Zellenrasen mit 250 µl PBS (4 °C) dreimal gewaschen. Entsprechend der Versuchsanordnungen wurden die Zellen mit unterschiedlichen Konzentrationen von radioaktiv markiertem Arsenit[73] mit bzw. ohne Antidota unterschiedlich lange inkubiert. Jeweils drei von 24 Proben derselben Charge wurden zur Volumenbestimmung mit Tritium-Wasser versetzt bzw. für die Proteinbestimmung nach Bradford nach den beschriebenen Vorschriften verwendet.

Die verbliebenen Inkubate wurden erneut dreimal mit 250 µl gekühltem PBS gewaschen. Nach jeder Waschung wurde eine PBS Menge entnommen und im γ-Counter auf ihren Gehalt an Radioaktivität in einem Energiebereich von 50-68 keV (As[73]) untersucht.

Danach wurden die Zellrasen mit 250 µl Lyse-Puffer für die ein- oder zweidimensionale Gelelektrophorese versetzt. Die Proben wurden entweder bei –24 °C eingefroren oder direkt zur elektrophoretischen Auftrennung genutzt.

2.3.8. Volumenbestimmung der Neuro 2a-Zellrasen

Zunächst wurde mit Tritium markiertes Wasser auf eine Aktivität von ca. 2 µCi/ml mit Medium verdünnt und die Radioaktivität pro Volumen bestimmt. Jeweils 500 µl dieser Lösungen wurden anschließend zu den Zellrasen gegeben. Nach ca. zweistündiger Äquilibrierung, in der der Gehalt an Tritium intra- und extrazellulär ausgeglichen war, wurde das Medium abpipettiert und die Zellen dreimal in ca. 0 - 4 °C kaltem PBS gewaschen. Die verschiedenen Waschlösungen wurden im ß-Counter gemessen und die Zellrasen daraufhin in 0,5 M NaOH lysiert. Das Volumen der Zellrasen konnte nun als Wasserverteilungsraum durch Bestimmung der Radioaktivität der Natronlauge als Verhältnis der eingesetzten Radioaktivität pro Volumen berechnet werden.

2.3.9. Proteinbestimmung nach Bradford

Zur Messung des Proteingehaltes wurde die Methode nach Bradford in einer modifizierten Form angewendet. Das Farbreagenz (Typ I: 100 mg Coomassie Brilliant Blau G 250, 100 ml 16 M Phosphorsäure, 46.7 ml Ethanol; nach vollständiger Auflösung mit Wasser auf 1000 ml auffüllen) wurde durch ein feinporiges Faltenfilter geklärt. Die Proben wurden entsprechend Read und Northcote (1981) mit NaOH versetzt, so daß insgesamt 1,0 ml einer 0,5 M NaOH-Proben-Lösung entstand. Diese wurde 12 Stunden bei 37 °C inkubiert. Anschließend wurden die Ansätze mit Bradford-Puffer (Na_2HPO_4 2,0 g/l, KH_2PO_4 0,6 g/l, NaCl 7,0 g/l, NaN_3 0,2 g/l) im Verhältnis 1:10 verdünnt. Ein Teil dieser verdünnten Probelösung (52,7 µl) wurde mit 1000 µl Farbreagenz versetzt, durchmischt und nach 15 Minuten die Extinktion bei 595 nm gegen den Leerwert (Bradfordpuffer plus Farbreagenz) registriert. Der Mittelwert aus drei gemessenen Werten wurde ermittelt und nach vorheriger externer Eichung mit Rinderserumalbumin der jeweilige Proteingehalt in Milligramm Protein pro Gramm Frischeinwaage des Gewebes berechnet.

2.3.10. Lipidextraktion aus Hirnhomogenaten

Die Probenvorbereitung erfolgte durch Homogenisierung des 1:10 mit PBS versetzten Organansatzes mittels des Ultra-Turrax und anschließender Inkubation mit radioaktiv markiertem Arsenit mit und ohne BAL-Zusatz, wie beschrieben. Zum Ende der Inkubationszeit von drei Stunden wurde die Radioaktivität der Ansätze im γ-Counter gemessen.

Entsprechend der Methode nach Folch [Folch et al. (1957)] wurden zu je einem Milliliter des Ansatzes 500 µl eines 2:1 Gemisches von Methanol und Chloroform gegeben. Nach dreistündigem Ausschütteln folgte eine zehnminütige Zentrifugation bei 7.000 g, so daß es zu einer dreistufigen Phasentrennung kam: unten Sediment, in der Mitte die wäßrige Überstandsphase und oben das organische Lösungsmittel. Die Phasen wurden voneinander getrennt und die jeweiligen Radioaktivitätsmengen gemessen. Sediment- und wäßrige Überstandproben wurden nun wiederum, wie oben beschrieben, mit Methanol und Chloroform versetzt und weiterbehandelt. Es wurden vier Zyklen dieses Verfahrens durchgeführt, wobei die jeweiligen Radioaktivitäten der Fraktionen gemessen wurden.

2.3.11. Reduktion von [73]Arsen-V-Oxid zu [73]Arsen-III-Oxid

Die Reduktion von fünfwertigem zu dreiwertigem Arsen erfolgte nach der Methode von Reay und Asher (1977). Hierzu wurde eine Lösung aus 1 ml destilliertem Wasser, 0,0187 g Natriumdisulfit, 133,3 µl 1% Natriumthiosulfat-Lösung und 14,2 µl konzentrierter Schwefelsäure hergestellt. Zu dieser Lösung wurde ein doppeltes Volumen der zu reduzierenden Arsenlösung gegeben. Diese Lösung wurde gut durchmischt und an einem dunklen Platz bei Raumtemperatur mindestens 12 h stehen gelassen. Die Reduktion der Arsenverbindung wurde mit Hilfe einer HPLC-Trennung, wie nachfolgend beschrieben, überprüft.

Zur Trennung der Arsenderivate standen eine High Precision Pump Modell 480 und ein UV-Detektor SP4, (λ=210) und ein Integrator zur Verfügung. Als Probenaufgabeventil bzw. Injektor wurde eine Aufgabeschleife mit 100 µl Volumen, als Laufmittel wurde 50 mmol/l di-Kaliumhydrogenphosphatpuffer (pH 8,5) verwendet. Als stationäre Phase kam das Gel #3013-N der Firma Hitachi (Tokyo, Japan) in einer 25 cm langen Säule zum Einsatz. Die Ausführung erfolgte gemäß der Vorschrift von Knebel (1994) mit einer Flußrate von 1,0 ml/min, bei der sich ein Druck von 85 -110 Bar einstellte. Die Detektion der Fraktionen fand bei 210 nm statt. Durch denVergleich der Rf-Werte von nicht radioaktiv markierten Arsenit- und Arsenat-standardlösungen (0,1-10 mmol/l) konnte die Zuordnung der in Minutenfraktionen gesammelten radioaktiven Lösungen getroffen werden.

3. ANALYTISCHE UNTERSUCHUNGSMETHODEN

3.1. Proteinbestimmung nach Bradford

Zusätzlich zu den Proteinbestimmungen der Organhomogenate von Lunge, Leber, Herz, Niere und Gehirn der Meerschweinchen wurden die daraus gewonnenen Überstand- und Sediment-fraktionen auf ihren Proteingehalt hin untersucht. Bei den Neuroblastomzellen wurde lediglich der Eiweißgehalt der Zellsuspension (Zell-Lysat) gemessen, da nur intakte Zellen für die Inkubationen herangezogen wurden. Die Mittelwerte sowie zugehörige Standardabweichungen der Ergebnisse zeigt die folgende Tabelle:

Tabelle 1   **Proteingehalte von Homogenaten der untersuchten Meerschweinchenorgane und von Neuroblastomzellen**

Organ	Proteingehalt
Lunge	165 ± 30
Leber	208 ± 10
Niere	163 ± 15
Herz	165 ± 20
Hirn	202 ± 24
Neuro 2a	93 ± 10 *

Tabelle 1 zeigt Mittelwerte und Standardabweichung der Proteinkonzentrationen von Organhomogenaten der verwendeten Meerschweinchenorgane in mg/g Feuchteinwaage. Zerkleinerte Organstücke wurden jeweils in einer Konzentration von 100 mg/ml in PBS suspendiert und aus einem Anteil der Suspension der Proteingehalt bestimmt. Der Proteingehalt der Neuroblastomzellen wurde direkt nach Lysieren der Zellrasen gemessen. (*) Mittelwert in µg Protein.

Die Bestimmung der Proteingehalte von Neuro 2a-Zellen (Neuroblastomzellen) ergab einen Proteingehalt von annähernd 93 µg Protein. Eine Abschätzung der Verteilung von sedimentierten und löslichen (Überstand-) Proteinen nach Zentrifugation der Organhomogenate bei ca. 10.000 g für fünf Minuten stellt die folgende Abbildung (Abb. 2) dar. Als Bezugsgröße wurde der jeweilige Proteingehalt des Organ-Homogenates mit 100% festgelegt. Aus den gemessenen Werten läßt sich eine Reihung der Organe erstellen, die den abnehmenden Proteingehalt der Sedimentfraktionen wie folgt darstellt:

Lebergewebe $\geq$ Hirngewebe > Nierengewebe $\geq$ Herzgewebe $\geq$ Lungengewebe. Umgekehrt gilt für die Proteingehalte der Überstandproben in abnehmender Reihenfolge: Lungengewebe $\geq$ Herzgewebe $\geq$ Nierengewebe > Gehirn $\geq$ Leber.

relativer Anteil [%]	Sediment	Überstand
Lunge	47	53
Herz	50	51
Niere	52	49
Gehirn	62	38
Leber	63	38

0   20   40   60   80   100   120

☐ Sediment ☐ Überstand

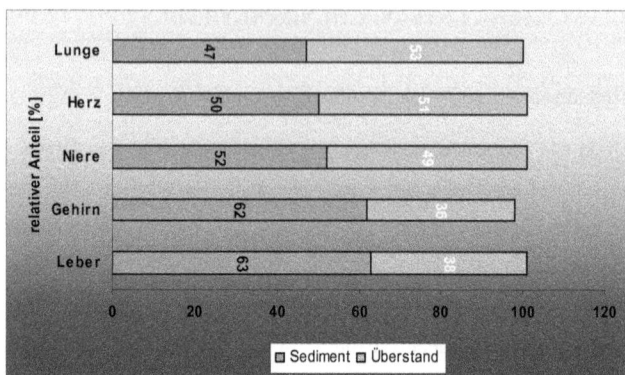

Abbildung 2: **Relative Verteilung der Proteinkonzentration von Sediment- und Überstandfraktionen der untersuchten Organhomogenate**. Die Organhomogenate wurden jeweils in einer Konzentration von etwa 0,1 g/ml in PBS gelöst. Nach Zentrifugation bei ca. 10.000 g für fünf Minuten bei RT wurde der Proteingehalt im Überstand und Sediment bestimmt. Als Bezugsgröße der Zahlenwerte wurde ein Proteingehalt des Homogenates als 100% gewählt. (Mittelwert ± Standardabweichung, n = 5).

In der Leber und in den Hirnproben war die Differenz zwischen sedimentierten und löslichen Proteinen mit etwa 20% am höchsten. In den untersuchten Organen Lunge, Herz und Niere liegen die Proteine von Präzipitat und Überstand in etwa gleicher Konzentration vor (Abb. 2).

3.2.   Nachweisempfindlichkeit des FUJI-BAS 1000®- Bio-Imaging Analyzer Systems

Die erhaltenen Abbildungen der Fokussiergele auf der Image-Platte zeigten, daß Gele mit einer im γ-Counter gemessenen Arsenit[73] Aktivität von max. 30.000 bis minimal 300 CPM/Fokussiergel im TINA®-Programm meßbare Spotmuster erzeugen. Aktivitäten von über 30.000 CPM pro Spotbereich überschritten die regionäre Plattenkapazität, 300 CPM waren nicht mehr eindeutig von der Hintergrundaktivität zu unterscheiden (ohne Abbildung).

3.3.   Reduktion von Arsen[73]-V-Oxid zu Arsen[73]-III-Oxid. Nachweis der Wertigkeit des eingesetzten Arsens mit Hilfe der HPLC-Trennung.

Die nach der Methode von Reay und Asher (1977) durchgeführte Reduktion von fünfwertigem zu dreiwertigem Arsen wurde mit Hilfe der Hochdruckflüssigkeitschromatographie (HPLC) überprüft. In den Experimenten ergab sich die beste Auftrennung von drei- und fünfwertigem Arsen über eine Anionenaustauschersäule (125 x 4.6 mm; Hitachi Gel # 3013-N) der Firma

Hitachi, Tokyo, Japan. Die aus den Radioaktivitäten der Eluate ermittelten Werte für die eingesetzten Standardlösungen zeigt die folgende Graphik:

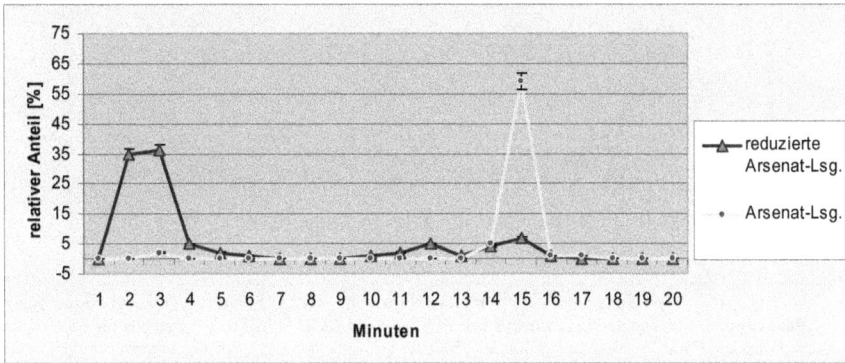

Abbildung 3: **Verteilung der Arsenit[73]- und Arsenat[73]-Radioaktivität in HPLC-Eluaten.**
Verteilung der Radioaktivität einer fünfwertigen Arsenat[73]-Lösung sowie einer Arsenat[73]-Lösung nach Reduktion. Im γ-Counter wurden die Radioaktivitäten der mit Hilfe der Hochdruckflüssigkeitschromatographie aufgetrennten Eluate der einzelnen Einminutenfraktionen bestimmt. Aufgetragen sind die Mittelwerte und Standardabweichungen von fünf unabhängigen Versuchen.

Zur Retentionszeitenbestimmung wurden als Standards Lösungen aus fünf- und dreiwertigem nicht-radioaktivem Arsenoxid (Arsenat = Na_2HAsO_4 und Arsenit = As_2O_3) eingesetzt und die Absorptionsmaxima bei 210 nm mit einem UV-Absorptionsdetektor bestimmt. Hierbei fanden sich Absorptionsmaxima bei zwei Minuten (Arsenit) und fünfzehn Minuten (Arsenat).

Aus der Abbildung 3 wird deutlich, daß das Arsenit mit einem Maximum an Aktivität nach 2 - 3 Minuten eluiert wird. Das fünfwertige Arsenat wird deutlich länger auf der Säule retiniert und wird dann bei den vorgegebenen Bedingungen nach 15 Minuten eluiert. Das Verhältnis von auf die Säule aufgebrachtem und wiedergewonnenem Arsen ergab für die dreiwertige Form 95% (± 3%) und für das fünfwertige Arsen circa 93% (± 5%) der eingesetzten Radioaktivitätsmenge.

Die für die Versuchsreihen mit Neuroblastom-Zellen und Organhomogenaten des Meerschweinchens eingesetzten Lösungen zeigten einen der Eluationskurve des dreiwertigen Arsens vergleichbaren Kurvenverlauf (Abb. 4).

23

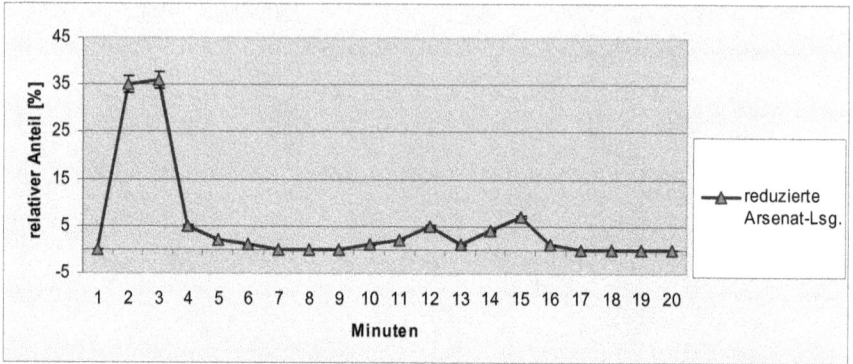

Abbildung 4: **Verteilung der As[73]-Radioaktivität in HPLC-Eluaten einer Arsenat-Lösung nach Reduktion.** Verteilung der Radioaktivität der nach Reay und Asher (1977) reduzierten und für die Versuchsreihen verwendeten Arsen[73]-Oxid-Lösung. Die mit Hilfe der Hochdruckflüssigkeitschromatographie aufgetrennten Eluate wurden in einminütigen Fraktionen gesammelt und die enthaltene Radioaktivität im γ-Counter gemessen. Angegeben sind Mittelwerte ± Standardabweichung von fünf unabhängigen Versuchen.

In separaten Ansätzen wurden ebenfalls zwölf Stunden zuvor angesetzte Mischungen (1:10) aus As[73]-V-Oxid mit nicht radioaktivem As-III-Oxid (Na_2HAsO_4 + As_2O_3) mittels der HPLC getrennt. In der Abbildung 5 ist die Auftrennung einer Mischung aus drei- und fünfwertiger Arsenlösung 12 h nach Reduktion dargestellt.

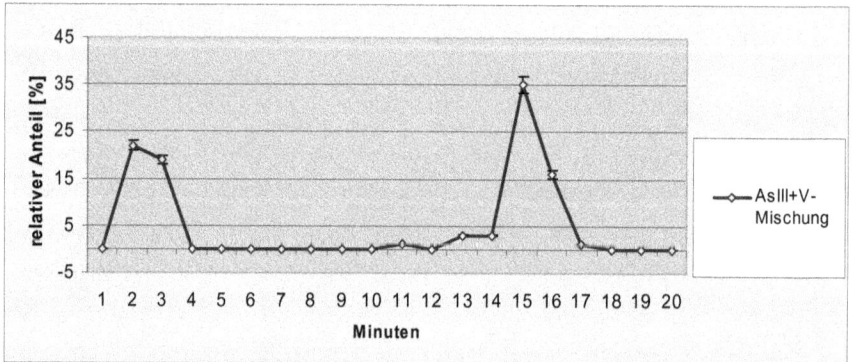

Abbildung 5: **Arsen-Radioaktivität vorgemischter Lösungen nach HPLC-Elution.** Verteilung der Radioaktivität einer vorgemischten drei- und fünfwertigen Arsen[73]-Oxid-Lösung. Im γ-Counter wurde das mit Hilfe der Hochdruckflüssigkeitschromatographie aufgetrennte Eluat nach Fraktionieren in einminütigem Abstand gemessen. Angegeben sind Mittelwert ± Standardabweichung von fünf unabhängigen Versuchen.

24

Eine Beeinflussung der Retentionszeiten bei der Auftrennung der Mischung wurde nicht festgestellt. Die in Abbildung 5 dargestellten Lösungen aus $Na_2HAs^{[73]}O_4$ und As_2O_3 zeigten eine Aktivitätsanreicherung nach zwei und nach 15 Minuten.

3.4. Vorbereitung der Homogenate vom Meerschweinchenhirn und Neuro 2a-Zellen der Maus

3.4.1. Lipidextraktion

Entsprechend der in Kapitel 2.3.10. beschriebenen Methode [Folch et al. (1957)] wurden die Proben ausgeschüttelt und die jeweilige Radioaktivitätsmenge des eingesetzten Arsenit[73] im γ-Counter gemessen.

Nach erstem Ausschütteln und nachfolgender Zentrifugation zeigte sich eine dreiphasige Auftrennung: Zuoberst die Phase des Lösungsmittels, in der Mitte die wäßrige Phase, zuunterst die feste Phase. Die Aktivitätsbestimmung ergab für die mittlere Phase etwa 92% der gesamten eingesetzten Radioaktivität. Die restliche Aktivität verteilte sich zu gleichen Teilen auf die organische bzw. die untere feste Phase. Der Hauptteil der Aktivität befand sich in der wäßrigen Phase, die aber in der elektrophoretischen Auftrennung keine Spotmuster zeigte. Deshalb wurden diese Fraktionen nicht weiter untersucht. Die verbliebenen 8% verteilten sich auf die zwei verbleibenden Phasen. Deshalb wurden die Eingangsaktivitäten der zweiten Extraktion auf 100% normiert. Nach Abpipettieren der organischen und der Überstandphase wurde die darin befindliche Aktivität ebenso wie diejenige der verbleibenden festen Fraktion gemessen. Durch erneutes Ausschütteln des verbleibenden Pellets mit Lösungsmitteln verringerte sich der Gehalt an Radioaktivität im Pellet auf ca. 7% der vorher gemessenen (Pellet-) Aktivität. Mit der organischen Phase wurde ebenso verfahren. Hier fanden sich vergleichbare Ergebnisse. Nach dreimaligem Ausschütteln verteilte sich die Restradioaktivität zu zwei Dritteln auf die feste Phase und zu einem Drittel auf die organische Phase.

Die folgende Übersicht zeigt das Verhältnis der unterschiedlichen Phasen: feste und organische Überstandphase in Relation zueinander nach dreifacher Ausschüttelung mit bzw. ohne Zusatz von BAL (Tabelle 2).

Tabelle 2   Radioaktivitätsverteilung nach Inkubation von Hirnhomogenaten mit Arsenit[73] in Abhängigkeit von einem BAL-Zusatz

Extraktionen	feste Phase	organische Phase	feste Phase	organische Phase
	Ohne BAL-Zusatz	Ohne BAL-Zusatz	Mit BAL-Zusatz	Mit BAL-Zusatz
2	$100 \pm 6,0$	$100 \pm 6,0$	$100 \pm 6,0$	$100 \pm 6,0$
3	$7,2 \pm 0,4$	$7,2 \pm 4,0$	$10,3 \pm 1,0$	$28,6 \pm 4,0$
4	$0,7 \pm 0,1$	$0,3 \pm 0,2$	$1,4 \pm 0,5$	$4,3 \pm 1,0$

Tabelle 2 zeigt die im γ-Counter bestimmte Radioaktivitätverteilung (relative Zahlen) der gewonnenen Phasen nach Lipidextraktion der Hirnhomogenatansätze durch das beschriebene System Chloroform/ Methanol in Prozent. Nach der ersten Extraktion (Einzelheiten siehe Text) wurden die gemessenen Radioaktivitätsmengen auf 100% normiert. Angabe der Mittelwerte ± Standardabweichung in Prozent bei n= 20 Ansätzen.

Ein weiterer Versuchsansatz wurde unter gleichen Bedingungen wie zuvor durchgeführt, allerdings mit einem Zusatz von BAL. Es zeigte sich die bekannte dreiphasige Auftrennung nach der Zentrifugation. Die Radioaktivitätsbestimmung ergab für die mittlere Phase etwa 65% der gesamten eingesetzten Strahlungsmenge. Die restliche Strahlungsaktivität verteilte sich zu zwei Dritteln auf die organische und zu einem Drittel auf die feste Phase. Nachdem die mittlere Fraktion verworfen wurde, erfolgte ein erneutes Ausschütteln der festen Phase mit organischen Lösungsmitteln. Nach Zentrifugation verringerte sich im verbleibenden Pellet mit BAL-Zusatz der Gehalt an Radioaktivität auf ca. 10% der vorher gemessenen Pellet-Aktivität im Gegensatz zum Versuch ohne BAL-Zusatz (ca. 7%). In der organischen Phase befanden sich im Gegensatz zum Versuch ohne BAL (ca. 7%) circa 28%, d. h. in etwa die vierfache Menge der vorher gemessenen Radioaktivität. Nach zuletzt durchgeführter Extraktion ergab sich für die feste Phase eine gemessene Radioaktivität von 1,4% im Gegensatz zu der ca. 0,7% gemessenen in dem Versuch ohne BAL-Zusatz. Im Vergleich zeigt die organischen Phase mit BAL-Zusatz ca. 4,3% der Radioaktivität im Vergleich zu ca. 0,3% im Vesuch ohne BAL-Zusatz (Tabelle 2).

3.4.2. Zusatz von Ribonuklease und Desoxyribonuklease

Fokussiergele, die mit RNAse oder DNAse versetzte Homogenatansätze auftrennten, zeigten eine homogen erscheinende Verteilung der Radioaktivität über die gesamte Länge des Rundgels (Abb. 6c, d, e). Ein Strahlenfokus zu Beginn oder zum Ende des Fokussiergels war nicht sichtbar.

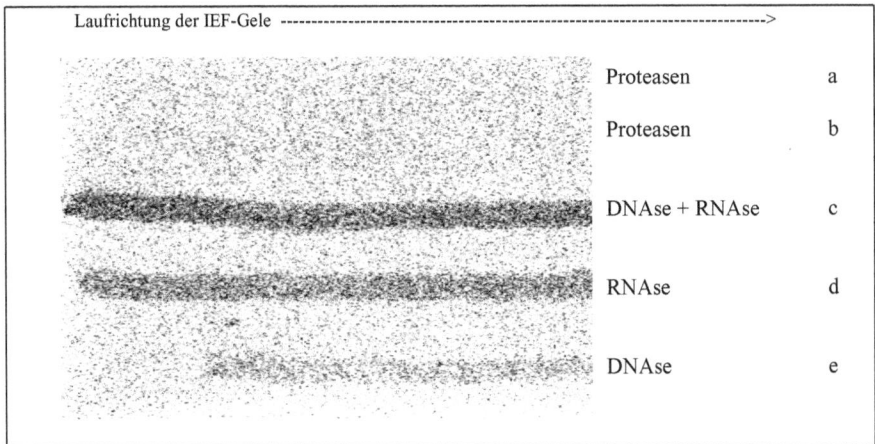

Abbildung 6: **Autoradiographische Darstellung eines Homogenates von Meerschweinchenhirn nach Inkubation mit Proteasen bzw. Desoxyribonuklease und/oder Ribonuklease und Arsenit[73] nach isoelektrischer Fokussierung.** Abbildung 6 zeigt fünf Fokussiergele, die mit jeweils ca. 60 µg Protein aus Hirnhomogenaten bestückt waren. Die Organhomogenate waren für 2 h mit Arsenit[73] (1 Ci/mmol; 32,5 µmol/l) und den angegebenen Enzymen inkubiert worden. Expositionszeit: 48 h.
a, b: Proteasen: IEF-Gele mit Proteasen im Ansatz; c: DNAse+RNAse: IEF-Gele mit einer Kombination aus DNAse und RNAse; d: RNAse: IEF-Gele mit Ribonuklease im Ansatz; e: DNAse: IEF-Gele mit Desoxyribonuklease im Ansatz.

3.4.3. Zusatz von Proteasen

Die mit Proteasen versehenen Ansätze der Hirnhomogenate zeigten nach Inkubation mit Arsenit[73] (1 Ci/mmol; 32,5 µmol/l) keine Radioaktivität in den Fokussiergelen nach isoelektrischer Fokussierung (Abb. 6, Spur a und b).

27

3.4.4. Inkubation von Hirnhomogenaten mit Arsenit[73] oder Arsenat[73] bei Raumtemperatur oder 4 °C

Sedimentproben (20 µl entsprechend 60 ± 2,0 µg Protein) der mit Arsenat[73] inkubierten Homogenate zeigten verbleibende Radioaktivität in den Aufgabetaschen, an der Sammelgel-Trenngelgrenze und an der Laufmittelfront. Eine bandenförmige Auftrennung radioaktiv markierter Areale war nicht erkennbar. Die gewählte Temperatur bei der Inkubation der Homogenate änderte die Radioaktivitätsverteilung nicht. Auch die Verwendung von Proteolyse-Inhibitoren (Aprotinin, Leupeptin, Pepstatin und Phenylmethansulfonylfluorid) während der Inkubation der Homogenate mit Arsenat hatte keinen Einfluß auf das Radioaktivitätsverteilungsmuster (Proteolyse-Inhibitor (PI), Spur 2, ohne Abbildung). SDS-PAGE-Auftrennungen entsprechender Überstandproben zeigten eine gleichartige Radioaktivitätsverteilung (ohne Abbildung). Die mit Arsenit[73] durchgeführten Versuche zeigten hingegen Auftrennungen arsenspezifischer Radioaktivität mit unscharfen Radioaktivitätsverteilungen in den Bereichen 40 - 70 kDa, 20 kDa sowie an der Laufmittelfront.

3.4.5. Ergebnisse der eindimensionalen Auftrennung von mit Arsenat[73] inkubierten Hirnhomogenaten nach nativer Saccharose-Gelelektrophorese

Die Hirnhomogenate (45 ± 2,0 µg Protein) und eine Überstandprobe (30 ± 1,5 µg Protein) wurden zwei Stunden mit Arsenat[73] (1 Ci/mmol; 32,5 µmol/l) bzw. zusätzlich mit BAL (700 µmol/l) inkubiert. Ein nicht radioaktiver Kontrollansatz des Homogenats diente zur Ermittlung des Proteingehaltes.

Es zeigt sich bei den mit Arsenat[73] versetzten Proben Radioaktivität in den Auftragetaschen, an der Sammelgel-Trenngelgrenze und an der Laufmittelfront. Eine bandenförmige Auftrennung radioaktiv markierter Areale ist nicht zu erkennen. Lediglich im Ansatz der Sedimentprobe mit Arsenat plus BAL (Spur 3) ist kurz vor der Laufmittelfront eine Aktivitätsanreicherung erkennbar. Eine Auftrennung von Proteinen im Saccharose-Gel bis zur Laufmittelfront ist kaum erkennbar. Nur die Protein-Mischung zur Molekulargewichtsbestimmung zeigt im gesamten Trenngel bandenförmige Auftrennungen. Im Gegensatz zu den über das gesamte Trenngel verteilten Proteinfraktionen zeigt sich in der autoradiographischen Darstellung nur in den Böden der Auftragstaschen eine arsenspezifische Radioaktivität. Jenseits der Sammelgel-Trenngel-Grenze finden sich keine radioaktiv markierten Proteine.

3.4.6. Einfluß von DTT auf die Darstellung der Proteine des Hirnhomogenates nach Inkubation mit Arsenit[73] bzw. Arsenat[73] und 2D-PAGE

Die Ergebnisse der Versuche zur Klärung der Frage, ob DTT bei der Darstellung von Protein-Banden von Hirnhomogenaten, die mit fünfwertigem bzw. dreiwertigem Arsenoxid inkubiert worden waren, eine Rolle spielt, sind in der folgenden Abbildung aufgezeigt. Unterschieden wurden Proben mit Proteinen aus Sediment und Überstand.

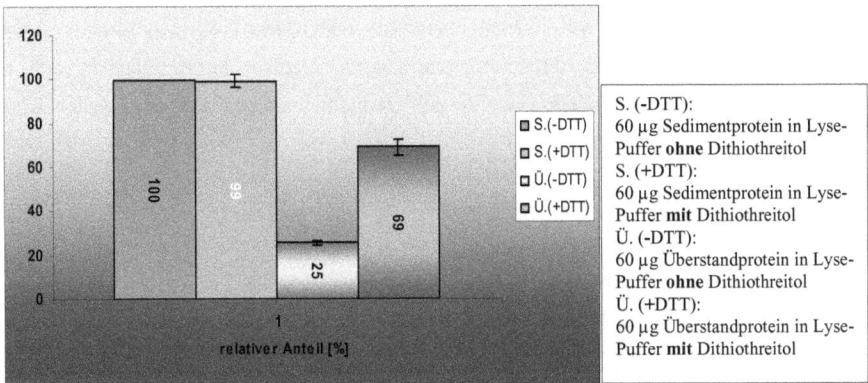

Abbildung 7: **Darstellung der relativen Arsenitkonzentration nach Inkubation mit Arsenit[73] (1 Ci/mmol, 32,5 μmol/l) und mit / ohne DTT (ca. 10 μg/ml).** Fokussiergele wurden mit bzw. ohne Dithiothreitol (DTT) im Lysepuffer verarbeitet. Danach wurden die Fokussiergele mit Hirnhomogenatproteinen bestückt, die zuvor mit Arsenit inkubiert worden waren. Abbildung 7 zeigt die relative Arsenit[73]-Konzentration in den jeweiligen Fokussiergelen (Messung im γ-Counter). Angegeben sind Mittelwert und Standardabweichung der im Gel enthaltenen Radioaktivität in Prozent zur aufgegebenen Radioaktivität für n = 20 Versuche.

Die Abbildung 7 zeigt die relativen prozentualen Mittelwerte (n=20) der auf die Fokussiergele aufgegebenen Arsenit[73]-Radioaktivität (gemessen in CPM) in Abhängigkeit von einem DTT-Zusatz im Lysepuffer. Es wurde die eingesetzte Arsenit[73]-Radioaktivität (= 100%) zugrundegelegt. Die nach der isoelektrischen Fokussierung gemessenen Aktivitäten im Fokussiergel wurden bestimmt und in Prozent zur initialen Aktivität gesetzt. Angegeben sind Mittelwerte und Standardabweichungen von 20 Versuchen.

Ein Vergleich der Ergebnisse der Radioaktivitätsmessung (γ-Counter) von Arsenit[73] in Fokussiergelen mit und ohne DTT im Lyse-Puffer zeigt, daß ein Unterschied der Radioaktivitätsmenge von Sedimentproteinen durch den Einsatz von DTT bei der Lyse der Proteine nicht auftrat. Es kam jeweils zu einer vollständigen Darstellung der Radioaktivitäten in den Fokussiergelen nach der isoelektrischen Fokussierung (Abb. 7). Wurden Überstandproteine in der isoelektrischen Fokussierung aufgetrennt, so fand sich ohne DTT-Zusatz nur etwa ein Viertel der aufgegebenen Radioaktivität in dem Rundgel wieder. Wurde unter Zugabe von DTT gearbeitet, so wurden etwa zwei Drittel der eingesetzten Radioaktivität in dem Rundgel gefunden (Abb. 7). Die folgenden Abbildungen 10 und 11 zeigen exemplarisch die Autoradiographien zweidimensionaler SDS-Gele von Sedimentprobe mit und ohne DTT-Zusatz.

Es ist sichtbar, daß die mit DTT im Lyse-Puffer aufbereiteten Sedimentproben am Anfang der Fokussiergele eine Aktivitätsanreicherung zeigen. Darüber hinaus sammelt sich an der Sammelgel-Trenngel-Grenze sowie an der Laufmittelfront der Gele der zweiten Dimension Radioaktivität an.

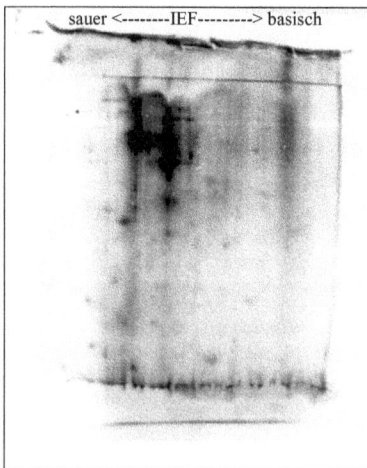

Abbildung 8: **Silberfärbung der Proteine in einem zweidimensionalen SDS-PAG von mit Arsenit[73] inkubiertem Hirnhomogenat.** Abbildung 8 zeigt ein zweidimensionales SDS-PAG (10% Acrylamidgehalt) nach Silberfärbung der Proteine; (Ampholinverhältnis der IEF-Gele: 20% pH 3,5 - 10; 80% pH 5,0 - 7,0). Die IEF-Gele wurden mit Sedimentproteinen von Hirnhomogenaten (ca. 60 ± 2,2 µg Protein) bestückt und in DTT-haltigem Lyse-Puffer aufgenommen.

Die ohne DTT-Zusatz aufgetrennten Gele hingegen zeigten eine über das gesamte Fokussiergel reichende Aktivitätsanreicherung. Die punktuell größte Aktivität war zu Beginn der Fokussier-Gele erkennbar. Ebenso wie bei den Gelen mit DTT im Lyse-Puffer, wurde Radioaktivität an der

Sammelgel-Trenngel-Grenze sowie an der Laufmittelfront im Polyacrylamidgel der 2. Dimension erkennbar (ohne Abbildung). Nach Silberfärbung der Proteine in den Gelen fanden sich etwa 200-500 verschiedenen Peptidspots. Dies war unabhängig von den Inkubationsbedingungen der Homogenate mit oder ohne Arsen bzw. der verwendeten Antidota BAL, DMSA, oder DMPS. Die Auftrennung der Proteine nach Inkubation mit Arsenit zeigt die Abbildung 8.

3.4.7. Autoradiographische Darstellung von 1D-PAG von Organhomogenatproben nach Inkubation mit Arsenit[73]

Die Organe Lunge, Leber, Herz, Niere und Hirn des Meerschweinchens haben jeweils unterschiedliche Proteingehalte pro Gramm Feuchtgewicht. Auch das Verhältnis löslicher zu gefällter Eiweiße differiert von Organ zu Organ. Die im Folgenden dargestellten SDS-Gele der verschiedenen Organhomogenatproben sollen Unterschiede in der Verteilung arsenit[73]-haltiger Proteine aus den Sedimenten darstellen. (ohne Abbildung). Die Darstellung erfolgte nach Inkubation mit Arsenit[73] und anschließender Autoradiographie.

In der Lunge finden sich Radioaktivitätsanreicherungen des Arsenit[73]-Isotops auf zwei Banden verteilt, wobei sich die höhere Radioaktivitätsmenge mit ca. 65% auf Höhe der 55 kDa Proteinbande befindet, eine etwas geringere Strahlungsintensität zeigt sich auf Höhe der circa 44 kDa schweren Proteine mit ca. 15% Aktivität (Tabelle 3). Arsenit[73] läßt sich auch am Boden der Auftragetasche sowie an der Laufmittelfront erkennen.

Die As[73]-Aktivität der Proteinbanden für das Sediment der Lunge zeigt sich auch bei dem Sediment von Herzhomogenat. Hier finden sich bei 55 kDa etwa 50% Aktivität und bei 44 kDa ungefähr 5% Radioaktivität (Tabelle 3). Zudem sind noch weitere Banden im Herzpellet radioaktiv markiert: in der Region um 25 kDa mit 23% PSL-Bkg und bei 66 kDa etwa 3% PSL-Bkg. An der Laufmittelfront sowie am Boden der Aufgabetaschen und an der Sammelgel-Trenngelgrenze findet sich ebenfalls proteinassoziierte Arsenit[73]-Radioaktivität.

In der autoradiographischen Darstellung von Sedimentproteinen von Nierenhomogenaten zeigen sich - ebenso wie bei der Lunge und der Leber - Banden mit Radioaktivität bei ca. 55 kDa und 44 kDa mit ca. 70% bzw. 10% Radioaktivitätsanteil (Tabelle 3). Ebenso wie beim Sediment aus Herzgewebe zeigt sich eine Bande bei 66 kDa. Anders als bei der Herz- und Lungenfraktion treten zusätzlich noch zwei dünne, weniger arsenit[73]-markierte Banden bei circa 37 und 35 kDa auf, die ca. jeweils 2% Radioaktivität enthielten. Zudem befindet sich an der Laufmittelfront und am Boden der Aufgabetaschen Radioaktivität.

Die in der Untersuchung vom Nierensediment dargestellten Proteinbanden bei 55 und 44 kDa zeigen sich ebenfalls bei der Autoradiographie des Lebersedimentes. Die autoradiographische Analyse ergab: 55 kDa (66%); 44 kDa (13%); 37 kDa (2%); 35 kDa (3%). Darüber hinaus ist eine weitere Aktivitäts[73]-Anreicherung bei 66 kDa mit 2% erkennbar (Tabelle 3). Radioaktivität befindet sich auch in den Aufgabetaschen und an der Laufmittelfront. Die Tabelle 3 zeigt die prozentuale Aufteilung der eingesetzten Radioaktivität für bestimmte Molekulargewichtsbereiche der Hirnhomogenatproben im Vergleich.

Tabelle 3 **Arsenit[73]-Radioaktivität in Proteinen definierter Molekuargewichte von Gehirn, Herz, Leber, Lunge und Niere nach Inkubation mit Arsenit[73]**

MW [kDa]	Gehirn	Herz	Leber	Lunge	Niere
	[%]	[%]	[%]	[%]	[%]
66 kDa	8 ± 5	3	2	<1	3
55 kDa	20 ± 20	48	66	64	69
44 kDa	15 ± 10	5	13	13	10
37 kDa	13 ± 8	<1	2	<1	2
35 kDa	4 ± 5	<1	3	<1	2
25 kDa	4 ± 3	23	10	<1	<1

Homogenate der genannten Organe wurden mit Arsenit[73] inkubiert. Anschließend wurden die Proteine der Sedimente nach Zentrifugation über eine eindimensionale SDS-PAGE getrennt und die in den Molekulargewichtsbereichen 66, 55, 44, 37, 35 und 25 kDa enthaltene Radioaktivität in Prozent zur Gesamtaktivität berechnet. Für die Organe Herz, Lunge, Leber und Niere sind Einzelversuchsergebnisse, für Gehirn sind Mittelwert ± Standardabweichung von acht unabhängigen Versuchen aufgeführt.

Die Autoradiographie von Überstandproben der untersuchten Organhomogenate von Lunge, Leber, Niere und Herz nach Inkubation mit Arsenit[73] zeigt, abgesehen von der mit der Laufmittelfront gewanderten Radioaktivität, keine arsenit[73]-markierten Banden.

Die Radioaktivitätsprofile der jeweiligen Spuren waren in der Quantifizierung nicht von der Hintergrundstrahlung zu unterscheiden (x < 0,5% der eingesetzten Radioaktivität).

4. ERGEBNISSE

4.1. Autoradiographische Darstellung von Proteinen der Hirnhomogenate und Neuro 2a-Zellen nach Inkubation mit Arsenit[73] und Trennung durch PAGE

Abbildung 9 zeigt den Einfluß von Inkubationstemperatur (4 °C und RT) sowie Inkubationsdauer auf die Bindung von Arsenit an Hirnhomogenatproteine ohne Antidoteinfluß. Für alle Sedimentproben fanden sich deutlich erkennbare Banden bei ca. 55 kDa, 44 kDa und <15 kDa sowie zusätzlich eine deutliche Radioaktivitätsanreichung im Aufgabebereich. Eine quantitative Auswertung ergab die in der Tabelle 4 aufgeführten relativen Radioaktivitätsmengen in den einzelnen Molekulargewichtsbereichen. Zusätzlich zu den oben genannten vier sichtbaren Banden mit jeweils ca. 20% Anteil waren mit der Auswertesoftware weitere Radioaktivitätsanreicherungen zu finden, die jeweils etwa 2 – 5% der eingesetzten Radioaktivität enthielten (Tabelle 4). Eine Abhängigkeit von den beiden Parametern Inkubationszeit und Inkubationstemperatur wurde nicht gefunden. An Überstandproben waren radioaktiv markierte Proteine nicht zu detektieren (ohne Abbildung).

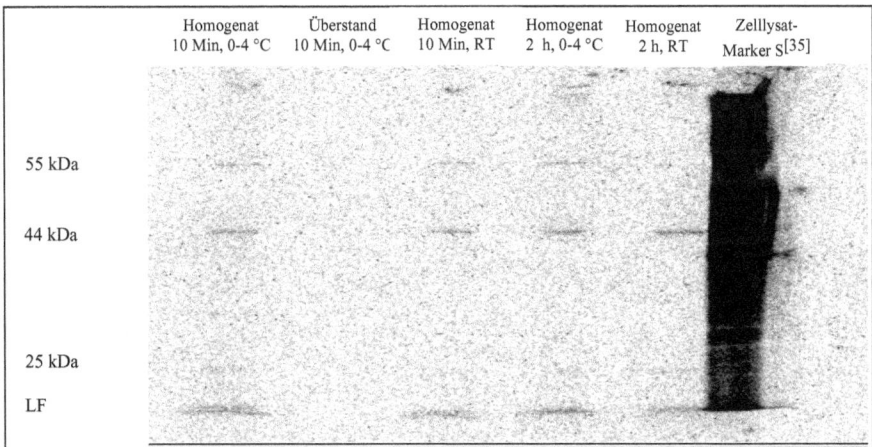

Abbildung 9: **Autoradiographische Darstellung eines PAG von Proteinen der Hirnhomogenate nach Inkubation mit Arsenit[73] bei unterschiedlichen Inkubationstemperaturen.** Hirnhomogenatproben wurden für die angegebenen Zeiten mit Arsenit (1 Ci/mmol; 32,5 µmol/l) bei unterschiedlichen Temperaturen inkubiert. Anschließend wurden die Proteine nach Zentrifugation in Überstand- und Homogenatproteine getrennt und jeweils über eine PAGE aufgetrennt. LF: Laufmittelfront. Expositionszeit 48 h.

Tabelle 4   **Quantitative Verteilung der Radioaktivität von Sedimentproteinen nach Inkubation der Homogenate mit Arsenit**

Molekular-gewicht [kDa]	10 min 0-4°C [% Aktivität]	10 min RT [% Aktivität]	2h 0-4°C [% Aktivität]	2 h RT [% Aktivität]
Start	3 ± 1	5 ± 1	6 ± 1	10 ± 4
66	15 ± 5	17 ± 9	14 ± 5	3 ± 1
55	33 ± 15	30 ± 12	34 ± 14	8 ± 3
44	26 ± 7	28 ± 8	24 ± 11	20 ± 9
37	10 ± 4	11 ± 3	12 ± 4	15 ± 7
35	5 ± 3	2 ± 1	1 ± 1	7 ± 3
30	<1	<1	<1	<1
25	3 ± 3	4 ± 2	2 ± 1	5 ± 3
20	<1	3 ± 1	<1	<1
16	<1	<1	<1	3 ± 2
LF=<15	23 ± 10	<1	8 ± 4	1 ± 1

Zur Erklärung siehe Legende der Abbildung 9. Die in Tabelle 4 dargestellten Werte sind Mittelwert ± Standard-abweichung der quantitativen Auswertung aus 5 unab-hängigen Versuchen der in Abbildung 9 gezeigten Banden.

Die unter den gleichen Bedingungen wie zuvor beschrieben hergestellten Gele zeigt die folgende Abbildung. Die Proben wurden hier jedoch zehn Minuten bzw. zwei Stunden mit einem Zusatz der Antidota BAL, DMSA und DMPS inkubiert (Abbildung 10).

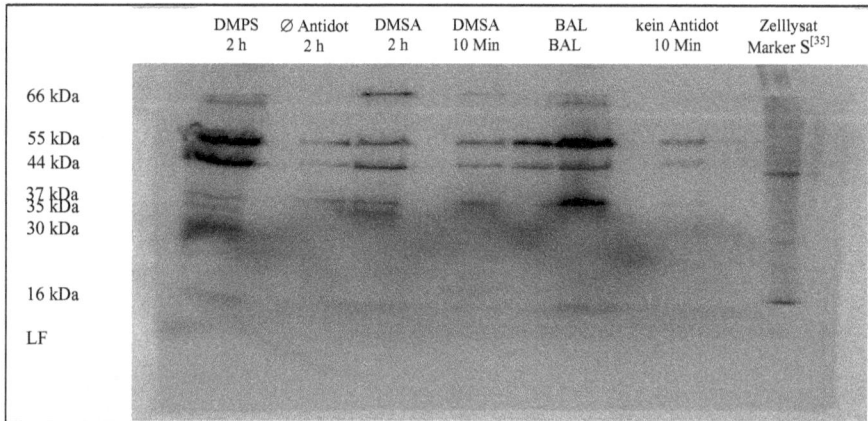

Abbildung 10: **Autoradiographische Darstellung von Sedimentproteinen nach Inkubation von Hirnhomogenat mit Arsenit[73] und verschiedenen Antidota bei RT für 10 Minuten oder 2 h.** Nach zehnminütiger oder zweistündiger Inkubation von Hirnhomogenaten mit Arsenit[73] (1 Ci/mmol, 32,5 µmol/l) unter Zusatz der Komplexbildner BAL, DMSA, DMPS (jeweils 700 µmol/l) oder ohne Zusatz wurden die Proteine nach Zentrifugation in Überstand- und Sedimentproteine getrennt. Die Sedimentproteine wurden in Lysepuffer aufgenommen und über eine PAGE aufgetrennt. Expositionszeit 48 h.

Zusätzlich zu den in Abbildung 9 beschriebenen Banden sind bei allen Proben bei ca. 37 kDa und ca. 35 kDa weitere Banden ausgeprägt. Zusätzlich fand sich nach zweistündiger Inkubation unter Zusatz der Antidota BAL und DMPS eine hochmolekulare Bande, etwa im Bereich von >100 kDa. Insgesamt zeigt sich eine höhere Bindung von Arsen an Proteine in Gegenwart von BAL, DMPS und DMSA als ohne Antidotzusatz. Unter Zusatz von BAL wurde etwa eine zehnfache Menge von Arsenit an Proteine gebunden. Mit DMPS war ein gleichartiger Effekt zu finden, jedoch nicht so ausgeprägt. Auch unter Zusatz von DMSA während der Inkubation war eine erhöhte Arsenitaktivität an Proteinen meßbar, verglichen mit Ansätzen ohne Antidotzusatz (Tabelle 5). Nach Zugabe der Komplexbildner war die Zunahme der Arsenbindung nach zehnminütiger und zweistündiger Inkubation vergleichbar. Daher wurden die Prozentwerte der relativen Arsenbindung für die unterschiedlichen Inkubationszeiten zehn Minuten und zwei Stunden gemittelt.

Tabelle 5   **Einfluß von BAL, DMSA oder DMPS auf die Bindung von Arsenit an Proteine von Hirnhomogenaten und Neuroblastomzellen**

	Hirnhomogenate	Neuroblastomzellen
Kein Antidot	100%	100%
BAL	935 ± 82%	875 ± 60%
DMSA	295 ± 35%	216 ± 30%
DMPS	762 ± 52%	202 ± 48%

Hirnhomogenate oder Neuroblastomzellen wurden für 10 Minuten oder 2 h mit Arsenit (32,5 µmol/l, 1 Ci/mmol) oder Arsenit plus BAL, DMSA, oder DMPS (jeweils 700 µmol/l) inkubiert. Anschließend wurde die arsenspezifische Radioaktivität der Proteinfraktion bestimmt und in Relation zu den jeweiligen Ansätzen der Kontrollen (ohne Antidota) gesetzt. Angegeben sind Mittelwert ± Standardabweichung aus 5 unabhängigen Versuchen (Einzelheiten siehe Text).

Die folgende Tabelle zeigt die quantitative Verteilung der Radioaktivität von Hirnhomogenaten nach zweistündiger Inkubation mit Arsenit und BAL, DMPS oder DMSA (Tabelle 6).

Ein Vergleich der jeweiligen Antidota zeigt für BAL eine erhöhte Bindung von Arsen an Proteine der Molekulargewichte 66, 55, 53, und 45 kDa. Nach DMSA-Gabe sind vor allem Proteine mit einem Molekulargewicht von 66, 55, 53, 45, 43 und 37 kDa und die Laufmittelfront radioaktiv markiert. Nach DMPS-Zugabe kommt es zur Arsenit-Anreicherung in Proteinen mit 66, 55, 45 und 43 kDa sowie, in stärkerem Ausmaß als bei DMSA, an der Laufmittelfront (Tabelle 6).

Überstandproteine zeigten nur sehr geringe Aktivität, etwa 1/10 relativ zu Sedimentproteinen.

Bandenförmige Anreicherungen waren nur an der Laufmittelfront erkennbar.

35

Tabelle 6 **Quantitative Verteilung der Radioaktivität von Sedimentproteinen nach zweistündiger Inkubation der Homogenate mit Arsenit unter Zusatz von Komplexbildnern**

Molekulargewicht [kDa]	Ohne Antidot %	BAL %	DMPS %	DMSA %
Start	10 ± 4	12 ± 3	<1	1 ± 1
66	3 ± 1	14 ± 2	16 ± 2	17 ± 1
55	8 ± 2	16 ± 2	19 ± 2	17 ± 1
53	<1	11 ± 3	15 ± 2	12 ± 1
45	10 ± 4	19 ± 2	12 ± 2	8 ± 1
43	11 ± 5	4 ± 2	6 ± 2	8 ± 4
37	15 ± 7	8 ± 2	10 ± 2	13 ± 2
35	7 ± 3	4 ± 3	4 ± 1	6 ± 3
25	5 ± 3	4 ± 3	2 ± 1	4 ± 3
20	<1	2 ± 2	<1	6 ± 3
16	3 ± 2	5 ± 5	<1	<1
Laufmittelfront	1 ± 1	2 ± 1	15 ± 5	7 ± 4

Zur Erklärung siehe Legende der Abbildung 10. Aus den quantitativen Analysen der Banden entsprechend der Abbildung 10 wurden Mittelwerte und Standardabweichungen von 5 unabhängigen Versuchen erhalten.

4.2. Autoradiographische Darstellung von Proteinen der Neuro 2a-Zellen nach Inkubation mit Arsenit[73] und verschiedenen Antidota nach Auftrennung durch PAGE

Nach Inkubation mit Arsenit[73] ohne Antidotzusatz zeigten Neuro 2a-Zellen nur drei schwache Banden zwischen 55 und 43 kDa (Abb. 11; kein Antidot). Zusätzlich zeigte sich in einem niedermolekularen Bereich von ca. 10 - 20 kDa eine unscharf begrenzte Radioaktivität, die etwa 60% der aufgetrennten Aktivität ausmachte (Tab. 7). Nach Zusatz von BAL zum Inkubationsansatz fanden sich bei 66, 55, 53, 45, 43, 35 und 25 kDa Radioaktivitätsanreicherungen. Zusätzlich zeichnete sich eine unscharf abgegrenzte Radioaktivitätsverteilung bei ca. 16 kDa ab (Abb. 11). Die meiste Aktivität fand sich bei ca. 25 kDa mit etwa 25% der aufgegebenen Aktivität; alle anderen Banden enthielten jeweils weniger als 15% der aufgegebenen Aktivität (Tab. 7). Unter Zusatz von DMPS und DMSA fanden sich etwa gleichartige Radioaktivitätsverteilungen wie bei den Ansätzen mit BAL (Abb. 11, Tab. 7).

Die quantifizierten Werte für die der Abbildung 11 entsprechenden Probenbahnen mit BAL, DMPS sowie DMSA-Zusatz nach zehnminütiger Inkubationszeit zeigt Tabelle 7.

36

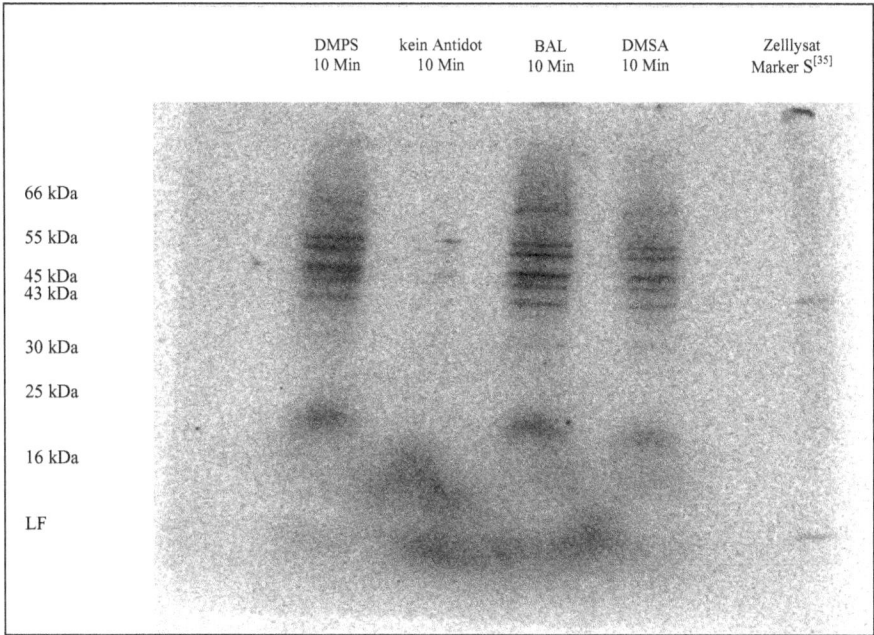

| DMPS | kein Antidot | BAL | DMSA | Zelllysat |
| 10 Min | 10 Min | 10 Min | 10 Min | Marker S[35] |

66 kDa

55 kDa

45 kDa
43 kDa

30 kDa

25 kDa

16 kDa

LF

Abbildung 11: **Autoradiographische Darstellung von Proteinen der Neuro 2a-Zellen nach zehnminütiger Inkubation mit Arsenit[73] unter Zusatz von Komplexbildnern und Auftrennung mittels eindimensionaler PAGE.** Neuro 2a-Zellen wurden für 10 Minuten bei Raumtemperatur mit Arsenit (1 Ci/mmol; 32,5 µmol/l) unter Zusatz verschiedener Komplexbildner (je 700 µmol/l) inkubiert. Anschließend wurden die Zellen lysiert und jeweils ca. 60 µg der Proteine des Zelllysates über eine eindimensionale PAGE aufgetrennt. Expositionszeit 48 h.

Tabelle 7   **Radioaktivität von Arsenit an Proteine der N2a-Zellen nach Inkubation (10Min.) in Abhängigkeit vom Zusatz verschiedener Komplexbildner**

Molekulargewicht	Ohne Antidot	BAL	DMPS	DMSA
[kDa]	%	%	%	%
Start	10 ± 4	18 ± 6	<1	1 ± 1
66	<1	8 ± 3	10 ± 6	11 ± 4
55	5 ± 2	9 ± 5	11 ± 2	12 ± 5
53	1	13 ± 6	12 ± 5	10 ± 2
45	6 ± 2	6 ± 1	15 ± 3	18 ± 4
43	4 ± 2	6 ± 2	7 ± 2	9 ± 3
37	4 ± 1	<1	5 ± 3	7 ± 3
35	<1	4 ± 2	1 ± 1	2 ± 1
30	<1	<1	<1	<1
25	<1	25 ± 9	23 ± 8	15 ± 4
20	<1	<1	<1	7 ± 2
16	58 ± 14	8 ± 4	<1	<1
Laufmittelfront	12 ± 7	2 ± 1	16 ± 5	8 ± 2

Neuro 2a-Zellen wurden für 10 Minuten bei Raumtemperatur mit Arsenit (1 Ci/mmol; 32,5 µmol/l) unter Zusatz verschiedener Komplexbildner (je 700 µmol/l) inkubiert (vgl. Abb. 11). Die in Tabelle 7 dargestellten Werte sind Mittelwerte ± Standardabweichung der quantitativen Analyse aus 5 unabhängigen Versuchen der in Abbildung 11 gezeigten Banden. Angegeben sind jeweils Prozent der aufgegebenen Aktivität.

37

Nach zehnminütiger Inkubation zeigten sich ohne Antidot-Zusatz Radioaktivitätsanreicherungen bei ca. 55, 45, 43, 37 und 16 kDa. Nach Zugabe von BAL erhöhte sich der Prozentsatz aufgegebener Aktivität in den Molekulargewichtsbereichen von ca. 66, 55, 53, 35 und 25 kDa. DMPS und DMSA erhöhten den Prozentsatz aufgegebener Radioaktivität für Proteine mit 66, 55, 53, 45, 43, 37 und 25 kDa (Tabelle 7). DMSA zudem für Proteine mit einem Molekulargewicht von 20 kDa. Abbildung 21 und Tabelle 8 zeigen in Ergänzung zu Abbildung 11 die Veränderung der Bandenmuster von Proteinen der Neuroblastomzellen nach zweistündiger Inkubation mit Arsenit[73] und den Antidota BAL, DMPS und DMSA.

Nach zweistündiger Inkubation von Neuro 2a-Zellen fanden sich ohne Zusatz von Komplexbildnern lediglich bei ca. 55, 53, 45 und 43 kDa ausgeprägte Radioaktivitätsanreicherungen (Abb. 12). Diese Banden enthielten jeweils ca. 40% der aufgegebenen Radioaktivität (Tab. 8). Weiterhin fand sich Radioaktivität in der Auftragetasche sowie unscharf begrenzt im Bereich von ca. 25 kDa. Dieser Bereich enthielt ca. 20 % der aufgegebenen Radioaktivität. Waren die Zellen gleichzeitig mit Komplexbildnern inkubiert worden, zeigte sich eine vergleichbare Radioaktivitätsverteilung, der Anteil der Radioaktivität war jedoch geringer (Tab. 8, Abb. 12).

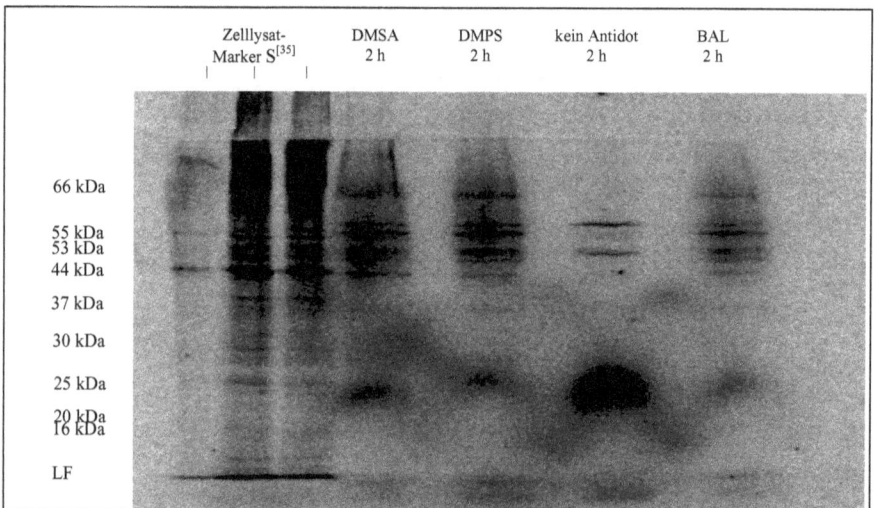

Abbildung 12: **Autoradiographische Darstellung von Proteinen der Neuro 2a-Zellen nach zweistündiger Inkubation mit Arsenit[73] unter Zusatz von Komplexbildnern und Auftrennung mittels eindimensionaler PAGE.** Neuro 2a-Zellen wurden für 2 h mit oder ohne Zusatz von BAL, DMPS, oder DMSA (700µmol/l) mit Arsenit[73] (1 Ci/mmol; 32,5 µmol/l) inkubiert. Anschließend wurden die Zellen lysiert und jeweils ca. 60 µg der Proteine über eine eindimensionale PAGE mit 10% Acrylamidgehalt getrennt. Expositionszeit 48 h.

Zusätzlich traten im Bereich von 66 35 und 16 kDa Radioaktivitätsbanden auf. Die Bande im 25 kDa-Bereich enthielt ebenso etwa 20 % der aufgegebenen Radioaktivität. In diesen Ansätzen mit Zusatz der Antidota war im Bereich zwischen 90 und 45 kDa unscharf begrenzt Radioaktivität enthalten.

Tabelle 8 **Radioaktivitätsverteilung von Arsenit an Proteine der Neuro 2a-Zellen nach Inkubation für 2 Stunden in Abhängigkeit von Zusätzen von Antidota**

Molekulargewicht	Ohne Antidot	BAL	DMPS	DMSA
[kDa]	%	%	%	%
Start	8 ± 1	5 ± 2	2 ± 1	3 ± 1
66	1	7 ± 3	8 ± 2	11 ± 5
55	6 ± 3	8 ± 2	9 ± 4	10 ± 3
53	11± 3	12 ± 4	10 ± 3	10 ± 2
45	6 ± 3	5 ± 1	13 ± 6	17 ± 6
43	14 ± 6	13 ± 5	6 ± 2	9 ± 2
37	2 ± 1	<1	4 ± 2	7 ± 3
35	<1	6 ± 2	4 ± 2	7 ± 2
30	<1	<1	<1	<1
25	18 ± 4	23 ± 8	19 ± 4	15 ± 8
20	<1	<1	<1	5 ± 2
16	<1	4 ± 2	10 ± 3	6 ± 3
Laufmittelfront	38 ± 3	4 ± 1	11 ± 4	4 ± 2

Prozentuale Darstellung der gemessenen Radioaktivität in den Proteinbanden die in Abbildung 12 dargestellt sind. Angegeben sind die Mittelwerte und Standardabweichungen von 5 unabhängigen Versuchen.

4.3. Vergleichende Darstellung der Proteine nach Autoradiographie und nach Anfärben mit Silbernitrat

Um Aussagen über eine Spezifität der Bindung von radioaktiv markiertem Arsenit an Proteine des ZNS zu erhalten, werden in den folgenden zwei Abbildungen die autoradiographischen Darstellungen den silbergefärbten SDS-Gelen gegenübergestellt.

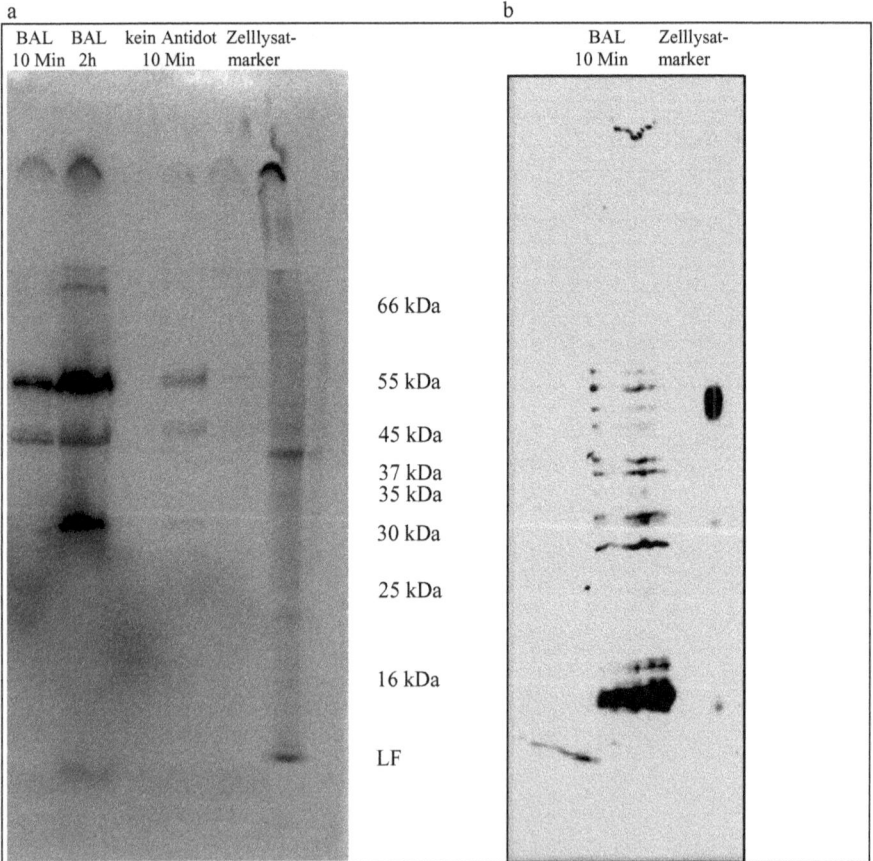

Abbildung 13: **1D-PAGE von Proteinen des Hirnhomogenatsediments nach Autoradiographie (a) oder Färbung mit Silbernitrat (b).** Die Abbildung zeigt zwei Gele mit einer Dichte von 10% Acrylamid, über die jeweils Protein aus Hirnhomogenaten aufgetrennt worden war. Für die Proben wurde Hirnhomogenat mit Arsenit und teilweise mit Zusätzen von BAL für 10 Minuten oder 2 h inkubiert. Nach Trennung in Überstand und Sediment wurden ca. 60 µg des Sedimentproteins auf die Geltaschen aufgetragen und elektrolytisch getrennt. Die getrockneten Gele wurden anschließend autoradiographisch dargestellt (Expositionszeit 48 h). Für die rechte Teilabbildung wurden gleiche Proben aufgetrennt, aber das Protein anschließend durch Silberfärbung sichtbar gemacht.

In den autoradiographischen Darstellungen sind die Banden bei ca. 66, 55, 53, 45, 43 und 30 kDa zu erkennen. In der Proteindarstellung nach Silberfärbung erkennt man Banden bei ca. 60, 55, 43 35, 30 und 15 kDa. Die radioaktiv markierten Banden entsprechen nicht den in der Silberfärbung ersichtlichen Banden und damit nicht den Proteinen, die die höchste Konzentration stellen.

a   b

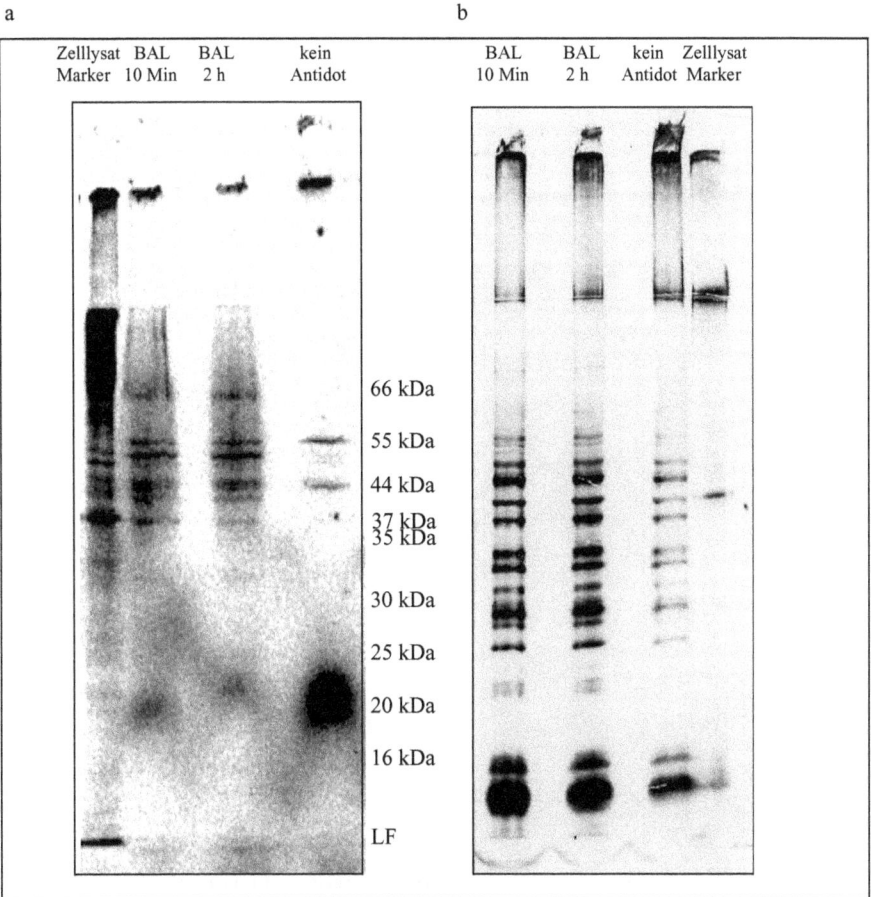

Abbildung 14: **1D-PAGE von Proteinen der Neuro 2a-Zellen nach Autoradiographie (a) oder Färbung mit Silbernitrat (b).** Neuro 2a-Zellen wurden für 10 Minuten oder 2 h mit Arsenit (1 Ci/mmol; 32,5 µmol/l) und teils mit einem Zusatz von BAL (700 µmol/l) inkubiert. Anschließend wurden die Zellen lysiert und ca. 60 µg Protein des Lysates über eine PAGE (Acrylamidgehalt 10%) getrennt. Vergleichend ist in der linken Teilabbildung eine autoradiographische Darstellung (Expositionszeit 48 h) und rechts eine Darstellung nach Silberfärbung gezeigt.

Abbildung 14 zeigt die autoradiographische Darstellung (links) und die Silberfärbung (rechts) einer eindimensionalen SDS-PAGE von Neuro 2a-Zellen nach Inkubation mit Arsenit[73] mit oder ohne Inkubation von BAL.

In der Autoradiographie sind radioaktiv markierte Banden bei ca. 66, 55, 53, 45, 43 und ca. 20 kDa zu erkennen. In der Proteindarstellung nach Silberfärbung erkennt man zudem eine detaillierte Auftrennung von Proteinbanden zwischen 30 kDa und der Laufmittelfront. Die radioaktiv markierten Banden zwischen 66 und 50 kDa zeigen eine erhöhte Arsenit-Aktivität, gehören aber zu Proteinen geringerer Konzentration in der Silberfärbung.

4.4. Darstellung von Hirnhomogenatproteinen nach Silberfärbung einer 2D-PAG

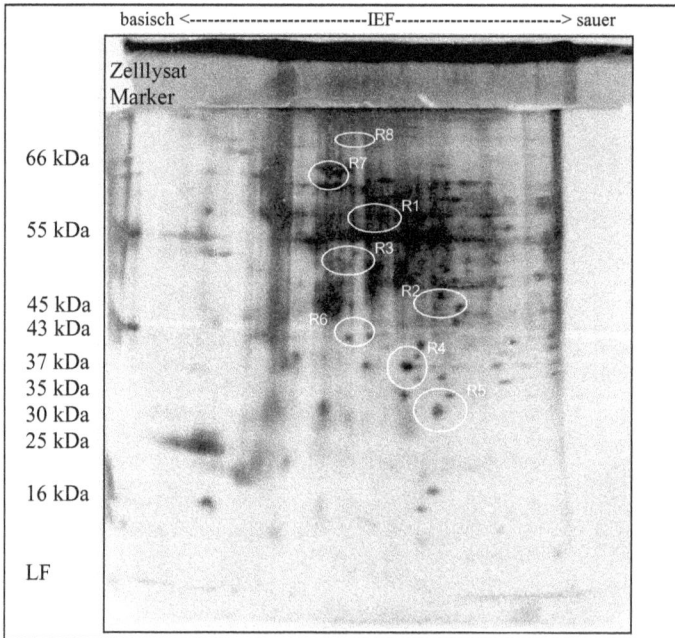

Abbildung 15: **2D-PAG nach Silberfärbung von Sedimentprotein aus Hirnhomogenaten nach Inkubation mit Arsenit.** Hirnhomogenate wurden mit Arsenit (1 Ci/mmol, 32,5 µmol/l) für 48 h inkubiert. Ca. 60 µg des Proteins wurden über eine 2D-PAGE getrennt und nach Anlagerung von Silbernitrat sichtbar gemacht. Die markierten Regionen R1- R8 zeigen Bereiche, in denen in vergleichenden Autoradiographien Radioaktivität nach Inkubation mit radioaktivem Arsenit zu sehen war.

Die Abbildung 15 zeigt das zweidimensionale Spotmuster von Sedimentproteinen des Hirnhomogenates nach Inkubation mit Arsenit in einer Anfärbung mit Silbernitrat.

Bei einem Vergleich von Inkubationen mit und ohne Arsenit bzw. mit Arsenit und einem Zusatz von verschiedenen Antidota zeigten sich keine Veränderungen im 2D-Spotmuster der Proteine. Die in Abbildung 15 markierten Bereiche R1 - R8 stellen Regionen dar, in denen im Vergleich mit autoradiographischen Abbildungen arsenitbindende (radioaktiv markierte) Proteine erkennbar wurden. Das Resultat der autoradiographischen Untersuchung von mit Arsenit inkubierten Versuchsansätzen von Hirnhomogenaten ohne bzw. mit Inkubation von BAL zeigen die nachfolgenden Autoradiographien: Die in der Abbildung 16 dargestellten Auroradiographien zeigen einen Vergleich von Proteinen des Hirnhomogenates, die mit Arsenit[73] (Abb. 16 links) bzw. mit Arsenit[73] plus BAL (Abb. 16 rechts) inkubiert worden waren.

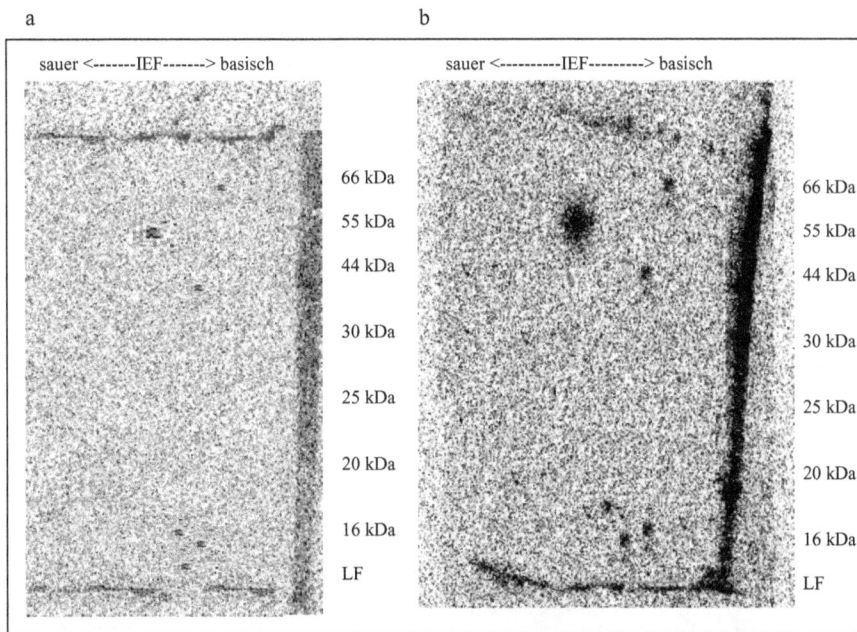

Abbildung 16: **Autoradiographie von 2D-PAGE von Sedimentproteinen nach Inkubation von Hirnhomogenaten mit Arsenit[73] bzw. Arsenit[73] plus BAL.** Hirnhomogenate wurden für 2 h mit Arsenit[73] (1 Ci/mmol; 32,5 µmol/l) (a) bzw. Arsenit plus BAL (700 µmol/l) (b) inkubiert. Jeweils ca. 60 µg des Proteins wurden über eine 2D-PAGE aufgetrennt. Expositionszeit 48 h.

Es zeigen sich in beiden Gelen Spotgruppen mit einer erhöhter Radioaktivität. Ein Vergleich der Spots zeigt für beide Ansätze etwa gleiche Lokalisationen im Gel. Die Regionen befinden sich in Molekulargewichtsbereichen von ca. 66, 55, 45 und 16 kDa mit isoelektrischen Punkten entsprechend bei 4½-5½, 4-5, 4½-5½ bzw. 4½-5½. Waren den inkubierten Ansätzen Komplexbildner zugesetzt, so war die in den Spots gefundene Radioaktivität deutlich höher als ohne Zusatz der Komplexbildner (Abb. 16). Dieser Effekt war für BAL (Abb. 16), DMPS oder DMSA zu erreichen (ohne Abbildung).

4.5. Proteindarstellung von Neuro 2a-Zellen nach Silberfärbung einer 2D-PAG

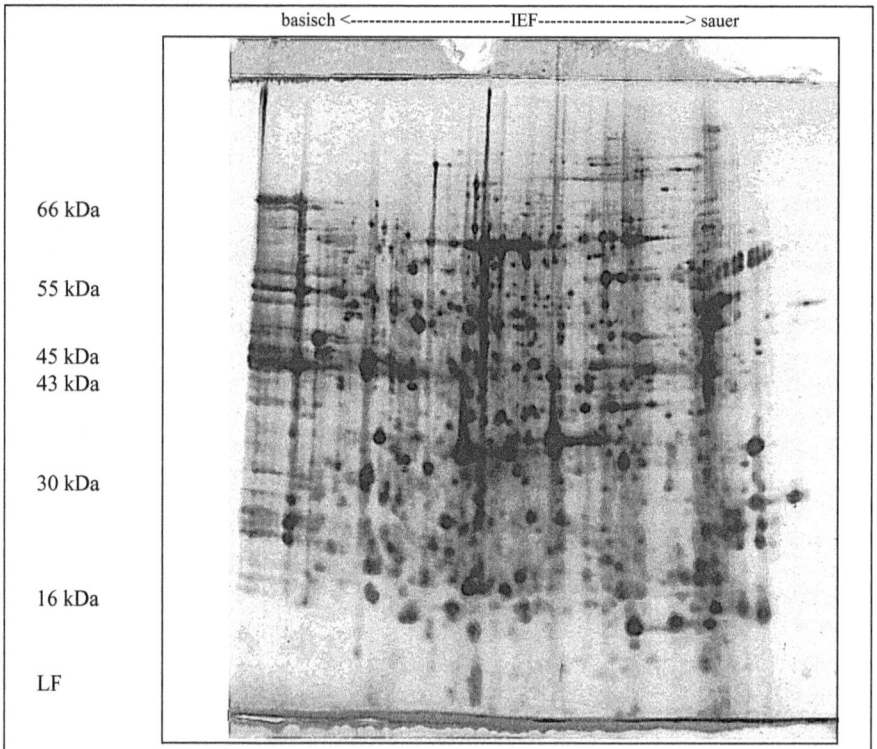

Abbildung 17: **Zweidimensional aufgetrenntes 10% 2D-PA-Gel von ca. 60 μg Protein aus Neuro 2a-Zellen ohne Antidotzusatz in der Silberfärbung.** (Ampholine 20% (pH: 3,5 - 10); 80% (pH: 5 - 7)).

44

Abbildung 17 zeigt exemplarisch ein Spotmuster der Proteine von Neuro 2a-Zellen in der zweidimensionalen Auftrennung mittels SDS-PAGE nach Silberfärbung.

4.6.   Autoradiographie einer 2D-PAGE von mit Arsenit[73] inkubierten Neuro 2a-Zellen mit oder ohne Zusatz von BAL

Das Resultat der Autoradiographie von Versuchsansätzen mit Neuro 2a-Zellen ohne bzw. mit Zusatz von BAL während der Inkubation mit Arsenit zeigen die nachfolgenden autoradiographischen Abbildungen.

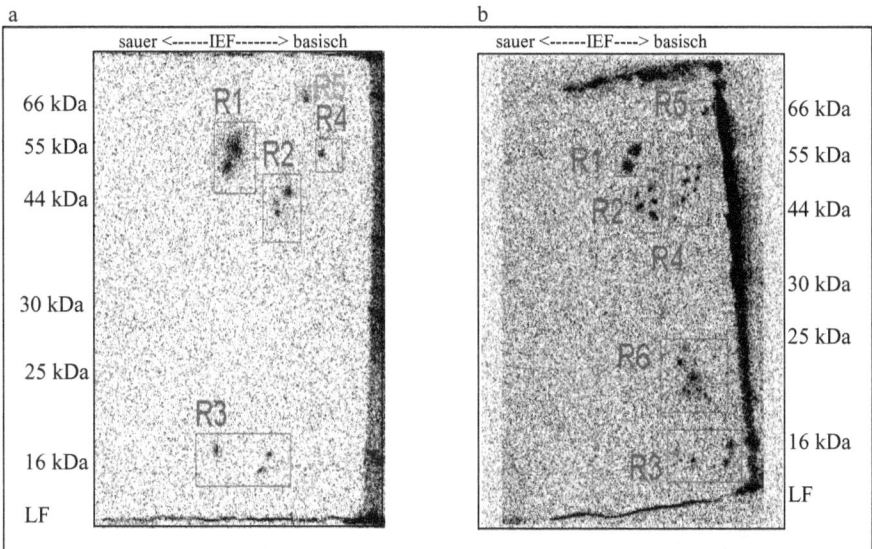

Abbildung 18: **Autoradiographie einer 2D PAGE nach Inkubation von Neuro 2a-Zellen mit Arsenit für 2 h ohne (a) oder mit (b) Zusatz von BAL.** Neuro 2a-Zellen wurden 2 h mit Arsenit (32,5 µmol/l, 1 Ci/mmol) oder ohne Zusatz von 700 µmol BAL inkubiert. Anschließend wurden ca. 60 µg Protein über eine 2D-SDS-PAGE (ohne BAL mit 10% Acrylamidgehalt; plus BAL mit 8% Acrylamidgehalt; Ampholine 20% pH: 3,5 - 10; 80% pH: 5 - 7) aufgetrennt. Expositionszeit 48 h. Durch Zusatz von BAL während der Inkubation mit Arsenit wurde eine zusätzliche Gruppe von Peptiden bei ca. 25 kDa (IP: 4,5 - 5,5) mit Arsenit markiert.

Nach Inkubation der Zellen mit Arsenit aber ohne BAL-Zusatz fanden sich in fünf Regionen mit Arsenit markierte Spots bzw. Spotgruppen (R1 - R5, Abb. 18a). Es waren zwei Einzelspots (R4, R5) und drei Spotgruppen (R1 - R3) arsenit[73]–markiert. Zellen, die zusätzlich mit BAL inkubiert wurden, zeigten eine weitere Spotgruppe arsenit[73]-markiert (R6, Abb. 18b). Weiterhin waren in den Regionen R2 und R4 weitere zusätzliche Spots vorhanden.

45

5. DISKUSSION

Für die elektrophoretische Auftrennung von Proteinen die mit radioaktiv markiertem Arsen Wechselwirkungen zeigten, wurde in Anlehnung an Caltabiano und Koestler (1986) eine Versuchsvorschrift verwendet, die auf O'Farrell und O'Farrell (1975) zurückgeht und ein Ampholinverhältnis von 20% (pH: 3,5-10) plus 80% (pH: 5-7) aufweist. Mit einer Geldichte von 10% Acrylamid werden hierbei Proteine aus dem Molekulargewichtsbereich zwischen 20 und 100 kDa aufgetrennt [Alberts et al. (1995), Celis et al. (1997)]. Proteine außerhalb dieser Molekulargewichtsgrenzen zeigten sich nur an der Aufgabestelle sowie an der Laufmittelfront. In weiteren Vorversuchen wurden auch Gele mit Acrylmidgehalten von 6% und 15% zur Untersuchung verwendet. Hierbei fanden sich jedoch keine arsenitmarkierten Proteine in den zusätzlich beurteilbaren Molekulargewichtsbereichen.

Bei einer von O'Farrell und O'Farrell (1975) angegebenen Sensitivität von 0,01µg Protein als Mindestmenge pro Spot bzw. Bande, bezogen auf die Silberfärbung, zeigte eine in der ersten Dimension aufgegebene Menge von circa 60-80 µg Protein gut sichtbare Proteinspots in der autoradiographischen Darstellung sowie in der Silberfärbung (vgl. Abb. 17). Eine höhere Proteinmenge erzeugte Überladungen in der Silberfärbung, eine geringere Proteinmenge hingegen führte zwangsläufig zu geringen Arsen[73]-Spots in den Autoradiographien.

Unter Berücksichtigung möglicher toxischer Wirkungen auf die Neuro 2a-Zellen wurde in der vorliegenden Untersuchung mit einer Konzentration von 32,5 µmol As_2O_3 und 0,7 mmol BAL gearbeitet. Die verwendeten Konzentrationen orientierten sich an den *in vivo*-Versuchen von Aposhian und Carter (1984) sowie Fichtl und Mückter (persönliche Mitteilung). Letztere beschreiben für Mäuse nach subkutaner Injektion von BAL eine $LD_{50}(BAL)$ von 0,7 mmol/kg und für Arsenit eine $LD_{50}(As_2O_3)$ von 0,057 mmol/kg.

Um vergleichbare Muster in der 2D-PAGE Auftrennung zu erhalten und mögliche Wechselwirkungen zwischen Arsen, BAL und Proteinen zu berücksichtigen, wurde der Gehalt des aufgegebenen Proteins bestimmt und konstant gehalten.

Aus diesem Grund wurden Untersuchungen zur Bestimmung des Proteingehaltes der eingesetzten Meerschweinchen bzw. Neuroblastomzellen durchgeführt und nach Zentrifugieren Sediment- und Überstandproteine unterschieden [Marafante et al. (1981)]. Für Hirnproben und für die

Organe Lunge, Leber, Herz und Nieren des Meerschweinchens wurden die Proteingehalte bestimmt.

Die Proteingehalte der Organe wurden mit ca. 150 bis 200 mg/g Feuchtgewicht bestimmt und liegen somit in dem bei Mensch und Säugetieren üblichen Bereich von 100 bis 200 mg/g [Geigy A.G., (1968)]. Eine weitere Unterscheidung der Proteine in lösliche und präzipitierte Proteine ergab für Gehirn und Leber einen geringfügig höheren Anteil an präzipitierten Proteinen im Vergleich zu den Organen Niere, Herz und Lunge. Ein Unterschied in der Bindung von Arsenit an Proteine dieser beiden Organgruppen von Niere, Herz und Lunge im Gegensatz zu Leber und Gehirn wurde jedoch nicht gefunden.

Arsenit und Arsenat zeigen unterschiedliche Bindungseigenschaften im Gewebe [Ducoff et al. (1948), Charbonneau et al. (1979), Bertolero und Marafante (1981) und Abernathy (1988), Übersicht bei Aposhian (1989)]. Vather und Marafante beschreiben, daß nach Applikation von Arsenat und Arsenit mit Homogenaten der Lunge, der Leber und der Niere von Mäusen und Kaninchen *in vitro* der Hauptteil des an Gewebe gebundenen Arsens Arsenit ist [Vather und Marafante (1983)].

Die eigenen Versuche mit Arsenat[73] anstelle von Arsenit[73] bei Inkubationen von Hirnhomogenaten zeigten ebenfalls eine geringere Bindung von Arsenat[73] im Vergleich zu Arsenit[73]. Eindimensionale elektrophoretische Auftrennungen zeigten im Versuch mit Arsenat[73] keine proteinspezifischen radioaktiven Markierungsbanden. In der zweidimensionalen Auftrennung befand sich der Hauptteil des gebundenen Arsenats[73] jeweils am Anfang bzw. am Ende der Fokussiergele im Gegensatz zu Auftrennungen mit Arsenit. Diese Radioaktivität war auch in der anschließenden zweiten Dimension der Elektrophorese nicht aufzutrennen, sondern wanderte kurz hinter der Laufmittelfront als Aktivitätswolke mit. Um unspezifische Interaktionen von niedermolekularen Teilchen mit großen Proteinkomplexen zu verhindern, wurde eine Versuchsanordnung gewählt, die keinen Zusatz von Dithiothreitol (DTT) im Lyse-Puffer arsenat[73]-inkubierter Proben enthielt. Es stellte sich heraus, daß sich ohne diesen Zusatz die zuvor beobachtete Aktivitätsanreicherung gleichmäßiger auf die Gelmatrix verteilte und damit einer besseren Auftrennung in der zweiten Dimension zur Verfügung stand. Dieser Effekt war bei den mit Arsenit[73] inkubierten Versuchen nicht zu erkennen.

In der zweidimensionalen SDS-PA-Gelelektrophorese wird DTT als Reduktionsmittel eingesetzt. In der Wirkweise ist DTT dem häufig verwendeten ß-Mercaptoethanol vergleichbar [Alberts et al. (1995)], indem es Schwefel-Doppelbindungen im Protein löst, so daß Polypeptide, die ein aus vielen Untereinheiten bestehendes Molekül aufbauen, getrennt analysiert werden können. Gemeinsam mit Natriumdodecylsulfat (SDS) solubilisiert, denaturiert und dissoziiert DTT somit Proteine als Vorbereitung zur SDS-PAGE. Insbesondere mit Arsen zeigt Dithiothreitol aber besondere Eigenschaften:

In Versuchen mit Dithioerythriol (DTE), dem Diastereoisomeren des DTT, konnte Delnomdedieu [Delnomdedieu et al. (1993)] mit Hilfe der Nuklear-Magnetresonanz-Spektroskopie ($C^{[13]}$-NMR) einen DTE-Arsen-Komplex identifizieren. Dieser schon Anfang der siebziger Jahre von Cruse und James vermutete Komplex wird von den Autoren in Analogie zur einer Kristallstruktur von Arsenit mit DTT gesehen. Die Struktur ist nach Cruse ein 1:1 DTT-Arsen-Komplex [Cruse und James (1972)]. Weitere Untersuchungen zeigten, daß in dieser Struktur die beiden Sulfhydrylgruppen gemeinsam mit einer Sauerstoffgruppe des DTT an ein einziges Arsen-Ion binden. Es wäre dies ein Denkmodell, warum sich arsenatspezifische Radioaktivität zu Beginn und am Ende der Fokussiergele zweidimensionaler PAGE finden läßt: Bindungen dieser Struktur an Makromoleküle zu Beginn des Gels einerseits bzw. niedermolekulare DTT-Arsen-Strukturen am Ende des Geles andererseits.

Aus *in vivo*-Untersuchungen an Mäusen und Kaninchen ist bekannt, daß in biologischen Systemen Arsenit mit einer Vielzahl der sie umgebenden Moleküle, die über Thiol-Liganden verfügen, Komplexe bildet [Delnomdedieu et al. (1993)]. In diesen Komplexen, wie am Beispiel des Metallothioneins [Otvos et al. (1988), Adams et al. (1990)] oder der Dihydrolipoamid-Dehydrogenase [Delnomdedieu et al. (1993)] aufgezeigt werden konnte, ist die Bindung mit Arsenit stärker als die von Arsenit mit DTT. Selbst das Glutathion [Scott et al. (1993)] zeigte eine höhere Arsenit-Affinität als DTT. Dasjenige Arsenit, das durch den DTT-Einsatz im Lyse-Puffer an DTT gebunden wäre, könnte mit einer geringeren Affinität an Strukturen gebunden sein als die zur Untersuchung anstehenden Arsen-Protein-Komplexe. Zahlreiche Publikationen bestätigen die hohe Affinität von Dithiolen zu Arsenit, was ihren Einsatz als Antidot begründet [Übersicht bei Aposhian (1995)]. Wenngleich zur Zeit noch wenig über einen hypothetischen Protein-Arsen-BAL-Komplex bekannt ist, bleibt es aufgrund der im Vergleich zu BAL geringen Affinität von Arsen zu DTT unwahrscheinlich, daß der methodenbedingte Einsatz von DTT im

Rahmen der SDS-PAGE zu auffälligen, sichtbaren Veränderungen der Proteinbindung von Arsen führen wird.

Die Ergebnisse der Fragestellung, ob DTT einen Einfluß auf die Arsenit[73]-Anreicherung in den untersuchten Hirnproben des Meerschweinchens hat, zeigen, dass Proben von Sedimentproteinen mit und ohne DTT-Zusatz im Lyse-Puffer die gleiche Radioaktivität im Gamma-Counter haben. Bei den untersuchten Überstandproben des Hirns zeigte sich, daß die mit DTT im Lysepuffer hergestellten Fokussiergele eine dreifach höhere Arsenit[73]-Radioaktivität aufwiesen als jene ohne DTT im Lyse-Puffer. DTT bindet möglicherweise Arsen in der Überstandproteinfraktion fester an die Gelmatrix. Das Arsen dürfte nach dreimaligem Waschen der FOK-Gele im Puffer nach der isoelektrischen Fokussierung am ehesten durch das Gel gewandert sein, da sich im Gamma-Counter kleinere Werte nach IEF im Vergleich zur vor der Fokussierung durchgeführten Messung zeigten. Eine Übersicht über die Bindung von Arsen und DTT findet sich bei der Arbeitsgruppe um Vather, Delnomdedieu und Aposhian [Vather und Norin (1980), Vather (1981), Vather et al. (1982), Vather und Marafante (1983), Delnomdedieu et al. (1993) sowie Aposhian (1989) und (1995)].

Ausgehend von der These eines Assoziationskomplexes oder einer Komplex-Bindung von Arsen mit Proteinen bzw. von Antidota zu Arsen und Proteinen wurde ein Versuchsansatz mittels nativer Saccharose-Gelelektrophorese gewählt [Alberts et al. (1995)]. Da die Sekundär- und/oder Tertiärstruktur der Proteine erhalten bleiben sollte, war hierbei die Verwendung von DTT ausgeschlossen. Die zweistündige Inkubation der Ansätze erbrachte jedoch schon in der eindimensionalen Auftrennung keine erkennbaren arsenassoziierten Proteine. Es fanden sich wiederum lediglich in den Auftragstaschen detektierbare Radioaktivitäten. Eine Veränderung der Proteine durch das Elektrophorese-Geschehen im SDS-Gel ± DTT dürfte durch dieses Ergebnis somit als sehr unwahrscheinlich anzusehen sein.

Wie schon bei der SDS-PAGE wurde auch bei den Saccharose-Gelen beobachtet, daß bei den Bestückungen der Gele Radioaktivität jeweils in den Taschen nachzuweisen war. Deshalb wurde der Frage nachgegangen, um welche Strukturen es sich am Boden der Taschen handeln könnte.

Um Lipidstrukturen auszuschließen, wurden mit Hilfe der Lipidextraktion nach der Methode von Folch et al. (1957) Ausschüttelungen durchgeführt und die Radioaktivität der Ansätze im Gamma-Counter gemessen. Es wurden Ansätze mit und ohne Zusatz von BAL untersucht. Für die Versuche der Sedimentproben ohne Antidotzusatz zeigte sich in der ersten Ausschüttelung nach Zentrifugation eine Dreiteilung von wäßriger : organischer : Sediment-Phase in einem relativen Verhältnis von 92% : 4% : 4% der eingesetzten Strahlungsaktivität.

Untersuchungen zur elektrophoretischen Auftrennung der organischen Phase erbrachten keine autoradiographisch darstellbaren Spots, sondern nur eine erhöhte, auf das gesamte detektierte Plattengebiet verteilte Hintergrundaktivität. Im Vergleich zu Versuchen ohne Antidot-Zusatz fällt auf, daß sich durch BAL die Intensität von Arsenit[73]-RAdioaktivität zugunsten der organische Phase verschiebt. Aufgrund der Lipophilie von BAL wird Arsenit[73] aus dem Hirnpellet in die organische Phase transferiert, so daß sich dort eine etwa vierfach höhere Arsenit[73]-Radioaktivität nachweisen ließ. Elektrophoretische Auftrennungen der organischen Phasen ergaben jedoch auch in dieser Probe keinen Hinweis auf Spots arsenit[73]-haltiger Proteine, sondern lediglich neben einer erhöhten Hintergrundaktivität eine "Radioaktivitätswolke", die kurz hinter der Laufmittelfront wanderte.

Interessant war die Beobachtung, daß BAL auch die Konzentration von Arsenit[73] in der Sedimentfraktion erhöht. Im Vergleich zu Proben ohne BAL-Zusatz wurde im Sediment der Hirnhomogenate eine etwa 40% höhere Arsenit[73]-Radioaktivität detektiert. In Gegenwart von BAL kommt es *in vitro* zur erhöhten Bindung von Arsenit[73] an Sedimentproteine im Homogenat des Meerschweinchenhirns. Es kann daraus gedeutet werden, dass dies vermutlich durch eine relativ feste Bindung oder Assoziation von BAL an Proteine bedingt ist. Eine andere Erklärung könnte die Lipophilie der Gewebe darstellen, womit keine Bindung von BAL anzunehmen wäre, sondern lediglich ein Verteilungsgleichgewicht von BAL für die erhöhte Arsenitaktivität verantwortlich wäre.

Da keine arsenit[73]-haltigen Spots in der PAGE Analyse der organischen Phase gefunden wurden, lag die Vermutung nahe, es gäbe keine spezifisch arsenbindenden Strukturen in der lipophilen Phase. Reaktionen von Arsen mit lipophilen Substanzen sind jedoch bekannt [Aposhian (1989)]. Die oben aufgezeigten Beobachtungen sollten deshalb hinsichtlich der eingesetzten quantitativen Strahlungsintensität in den ausgeschüttelten Fraktionen (4% ± 6%) der eingesetzten Arsenit[73]-Radioaktivität und der zur Detektion zur Verfügung stehenden Plattenkapazität relativiert werden. Sie deuten möglicherweise auf Grenzen in der Methode hin.

Zur groben Einschätzung der Plattenkapazität für spezifische Arsenit[73]-Strahlung wurde daher eine Untersuchung an kalibrierten Radioaktivitätsmengen durchgeführt. Der Erfassungsbereich wurde im Gamma-Counter entsprechend dem von Arsenit[73] emittierten Radioaktivitätsspektrums angepaßt. Für die vorliegende Untersuchung wurde eine detektierbare Radioaktivität von mindestens ca. 300 CPM bis maximal ca. 30.000 CPM pro Fokussiergel (ca. 10 cm²) gefunden. Eine niedrigere Radioaktivität erbrachte auch durch Verlängerung der Expositionszeit der Gele auf den Image-Platten keine auftrennbaren Spotmuster. Oberhalb von 30.000 CPM/Fokussiergel führte die lokale Aktivitätsanreicherung zu Überladungen, was die Differenzierung eng aneinander liegender Proteinspots in der 2D-PAGE unmöglich machte. Deutlich kürzere Expositionszeiten als die 48 Stunden dürften hier allerdings ohne Qualitätsverlust möglich sein. Eine Kalibrierung photostimulierbarer Phosphorplatten des FUJI-BAS-1000-Autoradiographen für arsenit[73]-assoziierte Radioaktivität wäre sinnvoll und notwendig zur Quantifizierung des Arsenit[73]-Gehaltes arsenbindender Proteine in der PAGE. Die durchgeführten Messungen können diesem Anspruch sicher nicht genügen [Sonoda et al. (1983), Miyahara (1989)]. Die Ergebnisse der vorliegenden Arbeit sind qualitativer Art, wobei halb quantitative Aussagen, im Sinne von *deutlich mehr* oder *weniger,* Zusatzinformationen darstellten.

Zur Überprüfung einer möglichen Bindung oder Assoziation von Arsenit an Nukleinsäuren der DNA oder RNA wurden Nukleasen eingesetzt. Die in Kapitel 2.4.2. dargestellten Ergebnisse zeigen für Proben, die mit Ribonuklease und Desoxyribonuklease versetzt waren, in den Fokussiergelen noch Radioaktivität von Arsenit[73]. Die Zerstörung der Nukleinsäuresequenzen führte also nicht zu einer Freisetzung "gebundenen" Arsens. Da für Arsenit[73] keine Interaktion mit DNA bzw. RNA nachgewiesen werden konnte, mußte demnach Arsenit an andere Strukturen gebunden vorliegen. Die folgenden Versuchsansätze wurden deshalb mit den Proteasen Trypsin, Pronase, Hyaluronidase und Kollagenase durchgeführt. Bei diesen Inkubationen sollte der Versuch unternommen werden, durch Spaltung der Proteine die Radioaktivität in den Ansatztaschen bzw. am Anfang der Fokussiergele weiter aufzutrennen. Aus den Ergebnissen der in Abbildung 6 dargestellten Autoradiographien wird erkennbar, daß es sich bei den Strukturen höchstwahrscheinlich um Proteine handelt, da in den Fokussiergelen nach Proteasenzugabe keine Radioaktivität mehr nachweisbar war. Die durchgeführten Autoradiographien zeigten keine arsenhaltigen Spotmuster in 10% acrylamidhaltigen Gelen mehr. Um Einflüsse der Arbeitstemperatur bzw. autolytisch aktiver Proteasen auszuschließen, wurde mittels sofortiger Kühlung der Proben auf ca. 0 – 4 °C bzw. unter Zusatz von Proteaseninhibitoren gearbeitet.

Dabei zeigten sich weder bei den untersuchten Hirnhomogenatproben des Meerschweinchens noch bei den Versuchen mit Neuro 2a-Zellen Unterschiede in den Auftrennungsmustern, so daß daraus geschlossen werden kann, daß der Einfluß autolytischer Prozesse - z.b. durch proteolytische Aktivitäten von freigesetzten oder aktivierten Enzymen - bei der angewandten Untersuchungsmethode von geringer Bedeutung war.

Das für die vorliegende Untersuchung eingesetzte Arsenit[73] wurde entsprechend der 1977 von Reay und Asher beschriebenen Methode vor den Versuchen aus Arsenat jeweils frisch reduziert. Die Überprüfung des Reduktionsvorganges zur Herstellung dieser Lösung fand mittels Hochdruckflüssigkeitschromatographie statt (vgl. 3.3.). Es zeigte sich für Arsenit eine erwartungsgemäß schnellere Eluation als für Arsenat, da dreiwertiges Arsen mit einem pK_S $(As(OH)_3)$ von 9,23 bei dem pH-Wert von 9 in der mobilen Phase noch überwiegend undissoziiert vorliegt. Fünfwertiges Arsen zeigt dagegen eine hohe Säulenaffinität. Aufgrund der pK_S-Werte für "H_3AsO_4" von 2,19 / 6,94 und 11,50 liegt damit Arsenat in der mobilen Phase mehrfach dissoziiert vor, mit einer erhöhten Affinität zum Anionenaustauschermaterial [Knebel (1994)]. Durch die jeweils frische Reduktion von Arsenat zu Arsenit konnte mit einer ca. 95%-igen Arsenit-Lösung gearbeitet werden.

Für die vorliegende Untersuchung kam Probenmaterial vom Meerschweinchen und von Neuroblastomzellen der Maus zum Einsatz. Untersuchungen zu Arsenintoxikationen mit und ohne Antidota-Zusatz wurden schon an zahlreichen unterschiedlichen Spezies vorgenommen; unter anderem an Kühen [Lasko und Peoples (1975)], Schafen und Ziegen [Shariatpanahi und Anderson (1985)], Hunden [Lasko und Peoples (1975), Wiedemann et al. (1982)], Schimpansen [Vather et al. (1995)], Hamstern [Yamauchi et al. (1980) und (1988); Yamauchi und Yamamura (1984) und (1985)] sowie vor allem an Kaninchen [Hoover und Aposhian (1983)] und Mäusen [Aposhian und Carter (1984)].

Zu therapeutischen Fragestellungen bei Arsenintoxikationen wurden und werden häufig auch Ratten als Labortiere eingesetzt [Graham et al. (1947), Stocken und Thomson (1946a, b), Stocken et al. (1947), Graziano et al. (1978) und Lerman und Clarkson (1983)]. Die Ratte wurde trotz vieler Literaturangaben in der vorliegenden Untersuchung nicht als Spezies eingesetzt, da sie aufgrund ihrer von anderen Spezies abweichenden Arsenverteilung insbesondere für *in vivo*-Versuche nicht für Menschen vergleichbar schien [Aposhian und Carter (1984)]. Im Gegensatz zu Menschen oder anderen Säugetieren ist die Ratte in der Lage, Arsen - vor allem

53

Dimethylarsinsäure - erythrozytär zu akkumulieren [Vather (1981), Lerman und Clarkson (1983)]. Interessanterweise wurde die Akkumulation von Arsen im Gehirn nach BAL-Gabe auch in sehr vielen Versuchstierspezies nachgewiesen. So wurden z. B. in Hunden [Lasko und Peoples (1975); Tam et al. (1979)], Kaninchen [Marafante et al. (1981) und (1987); Bertolero und Marafante (1981); Bertolero et al. (1981) und (1987)] und vielen anderen Spezies entsprechende Effekte beschrieben [Übersicht in Odanaka et al. (1980) sowie Bertolero et al. (1981)]. Aber bei Ratten soll ein solcher Effekt gerade nicht aufgetreten sein [Graziano et al. (1978)]

Die Auswahl der Spezies Meerschweinchen für die vorliegende Untersuchung wurde deshalb unter Berücksichtigung der Versuche von Kreppel et al. (1990) getroffen; eine Entscheidung, die auch pragmatisch begründet war, da durch andere Projekte mit Meerschweinchen ohnehin native Organpräparate anfielen. Zur Gewinnung der Präparate wurden deshalb keine weiteren Schlachtungen notwendig.

Die Versuche mit den intakten Zellen hatten hier einen zusätzlichen Grund. Während in den Versuchen mit Organhomogenaten zwar alle vorhandenen Proteine mehr oder weniger intakt sind, muß ein Metabolismus von Substanzen eher als fraglich angesehen werden. Da für Arsenoxide Metabolisierungen bekannt sind, sollte in den Versuchen mit Zellen eine eventuell notwendige Metabolisierung zur Proteinbindung abschätzbar sein. Ebenso wie für Arsenoxide könnte eine Metabolisierung auch für BAL gelten.

Zahlreiche Untersuchungen an Menschen und Tieren haben im Organ-Vergleich hohe Konzentrationen von Arsen in Haut und Haaren gezeigt [Crema (1955); Liebscher und Smith (1968); Pearson und Pounds (1971); Vather und Norin (1980)]. Diese Akkumulation von Arsen wurde nach Atalla [Atalla et al. (1965)] und Webb [Webb (1966)] mit der Bindung des Arsenit an Sulfhydryl-Gruppen des dort vorhandenen Keratins begründet. Sulfhydryl-Gruppen als funktionelle Gruppen kommen ubiquitär vor [Barron (1947)]. Als intraerythrozytäres Redoxsystem mittels SH-Gruppen arbeitet z.B. das Tripeptid Glutathion [Delnomdedieu et al. (1993)] - auf die Wechselwirkung von Arsen mit Glutathion wurde schon hingewiesen. Auch die durch Dehydrierung zweier Cysteinreste in Proteinen ausgebildeten Disulfid-Brücken, die häufig die Verantwortung für die Raumstruktur von Eiweißen zeigen, können als Angriffspunkt dienen und durch Arsen beeinflußt werden [Kreutzig (1989)]. Trivalentes Arsen wird daher nach oraler Gabe in *in vivo*-Untersuchungen an Mäusen in allen untersuchten Geweben gefunden [Lindgren et al. (1982)] in geringem Maße auch im Gehirn; eine Beobachtung, die Kreppel für Hirn und Hoden von Mäusen und Meerschweinchen bestätigte [Kreppel et al. (1990)].

Ob Arsenit prinzipiell an unterschiedliche Proteine verschiedener Organe bindet, sollte durch Autoradiographien von SDS-PAG nach Auftrennung aus verschiedenen Organhomogenaten nach Zusatz von Arsenit[73] gezeigt werden. Die Ergebnisse sind in den Abbildungen 13 – 17 dargestellt.

Arsenithaltige Proteinbanden konnten in allen Sedimentfraktionen der untersuchten Gewebe gefunden werden. Proteine mit Molekulargewichten um 55 und ca. 44 kDa waren dabei am stärksten mit Arsenit[73] markiert (55 kDa 48 bis 69%; 44 kDa 5 bis 13%). Neben geringeren Aktivitäten bei Proteinen der Molekulargewichte 66, 37, 35 und 25 kDa fand sich ebenfalls Radioaktivität in den Auftragetaschen sowie an der Laufmittelfront. Im Vergleich zu den anderen Geweben zeigte die Lebersedimentfraktion die meisten arenit[73]-haltigen Proteinbanden. Im Vergleich zu den SDS-PAGE-Darstellungen der Pellets zeigten die Überstandproben der Organe keine bandenförmigen Arsenit[73]-Gruppen, sondern nur wenig mit der Laufmittelfront wandernde Radioaktivität. Anscheinend handelt es sich bei den Proteinen der Molekulargewichte 44 und 55 kDa um Peptide, die in allen hier untersuchten Geweben vorkommen. Silberfärbungen der Hirnhomogenatfraktionen und der Neuro 2a-Zellen der Maus ergaben im Verhältnis zu anderen Proteinbanden im 2D-Gel die stärkste Anfärbung ebenfalls in Regionen zwischen 44 und 55 kDa.

Im Gegensatz zur Beobachtung einer ausschließlich niedermolekularen arsenithaltigen Komponente im Lungengewebe bei Marafante et al. (1981), die bei den vorliegenden Untersuchungen möglicherweise in der Region der Laufmittelfront mitgewandert sein könnte, traten auch Bindungen von Arsenit an schwerere Proteine auf. Dies mag Ausdruck der verschiedenen Versuchsmodelle sein. Bei Marafante wurde Arsenit dem ganzen Tier verabreicht, was z.B. auch Verteilungsunterschiede in den verschiedenen Organen zur Folge hat. In den hier dargestellten Versuchen wurde demgegenüber immer die gleiche Arsenitkonzentration eingesetzt und das Arsenit direkt mit dem untersuchten Gewebe inkubiert. Wurden bei Marafante Mäuse eingesetzt, kamen in der vorliegenden Arbeit Organe von Meerschweinchen zum Einsatz, so daß auch Speziesunterschiede ins Gewicht fallen könnten.

Anders als für die anderen Banden mögen die bei Herzsedimenten auftretenden zusätzlichen arsenit[73]-haltigen 25 kDa Banden Ausdruck eines organspezifischen Proteins sein. Denkbar wären Proteine etwa aus der Familie der Myosine, Tropomyosine oder der Troponine. Von diesen Proteinen, deren Molekulargewichte je nach Gattung zwischen oder *bei* 18,0, 32,1 und 36,6 kDa liegen, werden regelmäßig Teile mit Molekulargewichten bei 20, 21 und 35 kDa gebildet [Quelle:(*http://biobase.dk/cgi-bin/celis*) und (*http://www.expasy.ch/ch2d/2d-index.html*)]. Bei einem Anteil von ca. 1% des Frischgewichtes enthält z. B. das Troponin C mit der angewandten Methode qualitativ erfaßbare arsenitbindende SH-Gruppen [Tobacman (1996), Li und Sykes (1998)]. Solange genauere Daten hierzu fehlen, bleiben Überlegungen zur Natur dieser Proteine allerdings Spekulation.

Die nach Gelfiltration von Marafante [Marafante et al. (1981)] beobachteten höher molekularen arsenit[73]-haltigen Strukturen um 66 kDa für die Proben Niere, Herz und Leber könnten den detektierten Proteinbanden vergleichbar sein. Zu berücksichtigen ist dabei jedoch die hohe Stoffwechselleistung dieser Organe *in-vivo*. Für die Leber geben Vather und Marafante an, daß intakte Hepatozyten Arsenit hauptsächlich durch Methylierung detoxifizieren würden [Vather und Marafante (1983)]. Durch einen verringerten Methylierungsprozeß könnte der Anteil der Arsenitentgiftung durch Proteinbindung ansteigen. Für Spezies mit inkompetenter Methylierungsfunktion formuliert Aposhian die These, daß die Bindung von Arsen an Proteine erster Mechanismus zur Detoxifizierung sein könnte [Aposhian (1989)]. In diesem Fall seien die Proteinbanden nach Inkubation der Leberhomogenate in der vorliegenden Untersuchung mit Arsenit im Verhältnis zum *in vivo*-Versuch deutlich stärker ausgebildet.

Bei den Versuchsansätzen mit Hirnhomogenaten des Meerschweinchens, wie auch bei denen mit Neuroblastomzellen, war eine Arsenit[73]-Aktivität bei Proteinen der Molekulargewichte 55 und ca. 45 kDa detektiert worden (vgl. Abb. 9 - 12). In der Silberfärbung der Gele zeigten sich für diese Bezirke die entsprechenden Proteinbanden (vgl. Abb. 13 und 14). Darüber hinaus zeigten sich etwa zwei- bis dreimal so viele Proteinbanden, die nicht in der Autoradiographie auftraten. Daraus konnte gefolgert werden, daß Arsen bevorzugte Bindungsorte an Proteine mit definierbaren Molekulargewichten zeigt. Bei Versuchsansätzen mit BAL-Zusatz kam es insgesamt zu vermehrter Radioaktivität arsenit[73]-bindender Proteine von 55 und 44 kDa. Je länger mit BAL inkubiert wurde (10 min und 2 h), desto mehr Arsenit[73]-Radioaktivität wurde in den Proteinen der Molekulargewichte 55, 44, 37 und 35 kDa gefunden. Es ist zu vermuten, daß BAL zu Beginn der Inkubation (10 min) Arsenit bindet und als niedermolekulares Produkt - möglicherweise als BAL-Arsen-Komplex - die Arsenit[73]-Konzentration der 16 kDa Proteine

56

und der Laufmittelfront erhöht. Im Vergleich zum Versuch ohne BAL-Zugabe nimmt nach zweistündiger Inkubation die Arsenit[73]-Radioaktivität nur noch in Proteinen von 55, 44, 35 und vor allem 37 kDa Molekulargewicht zu. Möglicherweise ist dies ein Hinweis dafür, daß sich mit zunehmender Zeitdauer und in Gegenwart von BAL Arsen an Proteine anreichert. Weiterführende Untersuchungen mit unterschiedlichen Inkubationszeiten wären sinnvoll.

Bei den Neuro 2a-Zellen resultiert aus der zehnminütigen Inkubation mit BAL die beschriebene Arsenit[73]-Bindung an Proteine mit Molekulargewichten von 66, 55, 53, 45 und 43 (Tabelle 7). Die Zunahme der Arsenit[73]-Aktivität in den 25 kDa Proteinen und die Verringerung der Arsenit[73]-Aktivität in Strukturen um 16 kDa (im Vergleich zum Versuchsansatz ohne Antidot) kehren sich nach zweistündiger Inkubationszeit um. In den Neuroblastomzellen kommt es zu einer Anreicherung bei den 16 kDa Proteinen im Vergleich zu Versuchen ohne Antidot-Zusatz.

Es scheint, als ob der Zusatz von BAL im Homogenat-Versuch die Arsenit[73]-Aktivität von niedermolekularen 16 kDa Strukturen auf höhermolekularer Proteinfraktionen, im Zellversuch dahingegen von der 25 kDa-Fraktion zur 16 kDa verschiebt. Diese Radioaktivitäts-Verschiebung konnte im Neuro 2a-Zellversuch ebenfalls für die Dithiole DMSA und DMPS aufgezeigt werden. Möglicherweise handelt es sich bei diesen Strukturen um die von der Forschergruppe um Maiorino und Aposhian für DMSA beschriebenen DMSA-Protein-Komplexe [Maiorino et al. (1989) und (1991)].

Inwieweit diese für *in vitro* – Versuche beschriebene Anlagerung von Arsenit im Gehirn *in vivo* ebenfalls formuliert werden kann, bleibt fraglich, da die Kinetik von Arsenit im Gehirn nach Arsenitgabe noch nicht bekannt ist. Die vorliegenden *in vivo-* bzw. *in vitro-*Versuche von Arsen mit Hirnhomogenaten des Meerschweinchens erlauben keine Quantifizierung der eingesetzten Arsenit-Konzentrationen bzw. Radioaktivitäten; eine Übertragung auf quantitative Verhältnisse *in vivo* ist somit nicht möglich. Zumindest qualitativ kann die von Aposhian und Carter [Aposhian und Carter (1984), Aposhian und Maiorino (1986)] sowie von Kreppel [Kreppel et al. (1990)] gemachte Beobachtung, BAL erhöhe die Arsen-Konzentration im Gehirn von Mäusen und Meerschweinchen dahingehend bestätigt werden, daß BAL die Anlagerung von Arsen an die oben genannten Proteine sowohl im Homogenat- als auch im Neuro 2a-Zellversuch verstärkt. Für die Beurteilung einer Unterscheidung zwischen BAL und den hydrophileren Antidota wie DMPS und DMSA sei auf die Ergebnisse der Gesamt-Arsenit-Bindung hingewiesen (Tab. 5). Es zeigte sich, daß in beiden Versuchsmodellen BAL jeweils zu einer deutlicheren Erhöhung der Arsenit-

Bindung führte. Da BAL als einziges der getesteten Antidota die Blut-Hirn-Schranke zu überwinden vermag, ist somit nicht zu erwarten, daß DMSA und DMPS zu vermehrter Bindung von Arsenit an Proteine des Zentralnervensystems beiträgt.

Zur Diskussion steht weiterhin die Frage, ob BAL zu einer Anlagerung von Arsenit[73] an vorher nicht arsenbeladene Proteinstrukturen beiträgt oder ob durch BAL neue arsenbindende Strukturen auftreten. Mit vorliegendem Untersuchungsmaterial kann diese Frage nicht eindeutig geklärt werden, es scheint aber sehr wahrscheinlich, daß Arsenit eher nicht an neue Proteine bindet, da in den Vergleichen der Bandenmuster mit und ohne Antidot-Inkubation die bekannten Molekulargewichtsbereiche als arsenitmarkiert erscheinen. Lediglich für Proteine der Molekulargewichtsbereiche 53 kDa könnten *neue* Proteine durch gleichzeitige Inkubation mit allen verwendeten Antidota als arsenitbindend bezeichnet werden. Ein für diese Bindung notwendiger Metabolit scheint mitursächlich zu sein, da diese 53 kDa Bande auch in den Versuchen mit Hirnhomogenaten auftrat (Nilius 2000b)

Im Gegensatz zu den relativ stark arsenit[73]-haltigen Proteinbanden in der eindimensionalen autoradiographischen PAGE zeigen sich in der zweidimensionalen Darstellung der Versuchsansätze mit Hirnhomogenat nur geringfügige Arsenit[73]-Anreicherungen. Im Ansatz ohne BAL-Zugabe sind insgesamt nur vier Regionen sicher zu unterscheiden. Das Spotmuster änderte sich bei Verwendung von Proben mit BAL-Zusatz, bezogen auf die Lokalisation arsenit[73]-haltiger Proteine, kaum. Die gemessene Arsenit[73]-Radioaktivität innerhalb der Spots stieg dagegen beträchtlich an. In der Quantifizierung zeigten die 55 kDa Proteine die höchste Aktivität an Arsenit[73]. Inwieweit die Sensitivität des gesamten Systems ausreichend zur Detektion von Arsenit[73] in den nicht BAL-inkubierten Versuchsansätzen war, konnte nicht eruiert werden.

Die für die eindimensionale Auftrennung geschilderte "Verschiebung" von Arsenit[73]-Radioaktivität nach BAL-Zugabe zeigte sich auch in der zweiten Dimension. Hier erhöhte sich die Bindung von Arsenit an bekannte Proteine durch Koinkubation mit BAL-Zugabe. Neue arsenhaltige Proteinspots wurden hingegen nicht gefunden. Der in der eindimensionalen PAGE detektierte Aktivität auf Höhe der 16 kDa Proteine zeigt sich in der zweidimensionalen SDS-PAGE als eine aus drei Proteinen bestehende Gruppe von Strukturen (IP: zwischen 4,5 und 6,0). Es fällt auf, daß in Analogie zu den eindimensionalen Darstellungen für den Hirnhomogenat-Versuch die 16 kDa Proteine nach BAL-Zugabe weniger As[73]-markiert sind als ohne Antidot-

Zugabe. Anders dagegen kommt es zur Verstärkung der As[73]-Aktivität 16 kDa schwerer Proteine in der zweidimensionalen autoradiographischen Darstellung des Zellversuchs.

Die Proteine der Zweierspotgruppe bei 53 und 55 kDa (IP: 4,0 - 5,0) zeigten die relativ höchste Arsenit[73]-Anreicherung im Vergleich aller Einzelspots. Für das 55 kDa schwere Protein in der zweidimensionalen Auftrennung der Hirnhomogenatfraktion war diese Beobachtung ebenfalls schon gemacht worden.

Der Versuch, die isoelektrischen Punkte der untersuchten Proteine genauer zu bestimmen, gestaltete sich schwierig, da nicht bekannt war, inwieweit BAL Einfluß auf den Ladungszustand der Strukturen ausübt. Möglich wäre eine Ladungsverschiebung mittels direkter Anlagerung von Thiol- und Hydroxylgruppen des BAL an Proteine im Sinne eines Protein-BAL-Arsen-Komplexes. Je nach Beladung der Proteine mit diesem BAL-Arsen-Komplex wären geringe Unterschiede im Molekulargewicht oder aber teilweise deutlich veränderte isoelektrische Punkte möglich. Eine direkte Markierung des gleichen Proteins mit und ohne gebundenem Arsenit (eventuell inklusive BAL) war nicht möglich. Es konnte lediglich ein indirekter Vergleich der Proteinmuster in den mit Silber gefärbten Gelen erfolgen. Hier waren jedoch die Muster mit jeweils 200 bis 500 Spots nicht gut überschaubar (vgl. Abb. 15 und 17). Veränderungen der Sportmuster wurden durch Arsenit bzw. Arsenit + BAL-Inkubation nicht gefunden.

Möglicherweise läßt sich der schon bei den Organhomogenaten diskutierte Zusammenhang 55 und 44 kDa schwerer Proteine mit vielen Sulfhydrylgruppen ebenfalls auf Proteine des Zentralnervensystems anwenden. Unter quantitativen Aspekten wäre z.B. die Anlagerung von Arsenit an Proteine der Tubulingruppe denkbar. Für die Sequenz des Schweinehirn-Tubulins sind pro Tubulin 20 Cystein-Moleküle bekannt, für Kalbshirn-Tubulin zudem eine Disulfidbrücke pro Monomer [Little und Seehaus (1988)]. Bei einer zytoplasmatischen Konzentration von bis zu 5% Tubulin im Gehirn [Monasterio et al. (1995), Andreu (1998)] läßt sich dieses zytoskelettale Protein in den meisten eukaryotischen Zellen nachweisen. Die hirnspezifischen ab-Tubulin-Hetero-Dimere von 100 kDa lassen sich nach Williams und Lee mittels SDS-PAGE in zwei Ketten der Molekulargewichte 56 und 51 kDa separieren (IP: 5,3 - 5,8) [Williams und Lee (1982)]. Celis beschreibt für Mäuse: a-Tubulin (MW: 59,2 kDa; IP: 4,87) bzw. für b-Tubulin (MW: 58 kDa; IP: 4,78) und für den Menschen a-Tubulin (MW: 59,4 - 59,6; IP: 5,00 - 4,97) für b -Tubulin (MW: 57,5; IP: 4,79) [Celis et al. (1989) und (1997)]. Für menschliches Hirngewebe sind sechs a- und zwölf b-Tubulin-Isoformen bekannt [Amos (1979), Hyams und Lloyd (1995),

Nilius (2000b)], so daß eindeutige Zuordnungen schon innerhalb einer Spezies nicht problemlos zu realisieren sind. Tubuline könnten also, wie bereits ausgeführt, für die Arsenit[73]-Anreicherungen in den Proteinspots bei 53 - 55 kDa verantwortlich sein. Aussagen oder weitergehende Zuordnungen über arsenitbeladene Proteine wären aufgrund unzureichender Differenzierung zerebraler Proteine in der 2D-SDS-PAGE Spekulation. Vergleichbare Darstellungen aus der Fachliteratur waren durch Unterschiede in der Auswahl der Spezies, der Organe und der Zellinien nicht ergiebig. Die von Appel (1996) angegebene computerunterstützte Recherche von "protein-maps" im Internet brachte für die vorliegende Untersuchung keine verfügbaren Daten. Proteinspotmuster der Ratte, aufgeführt unter der Internet-Adresse: *[http://iupucbio1.iupui. deu. /frankw/Raw_Images/F344.gif]*, waren zur Orientierung hilfreich. 2D-SDS-PAGE von Meerschweinchenorganen oder –hirn und Neuro 2a-Zellen der Maus waren bislang nicht zu finden.

Insgesamt konzentriert Hirngewebe in Relation zu anderen Organen wenig Arsen. Die Gruppe um Lindgren [Lindgren et al. (1982)] konnte bei der Maus eine maximale Gewebekonzentration von 41 ng/g sechs Stunden nach intravenöser Gabe von 0.4 mg As/kgKG bestimmen. Vergleichbare Konzentrationsangaben zeigten auch Hashiguchi (1968), Tamura und Maehashi (1994), Ishizaki (1980) und Yamauchi et al. (1980). Arsen wird mit steigender Ingestionsrate zerebral kumuliert [Tsutsumi (1972) und (1973)]. Itoh [Itoh und Zhang (1990)] beschrieb die intrazerebrale Konzentrationserhöhung von Arsenit als dosisabhängig. Nach Applikation von BAL verdoppelte sich der Arsengehalt im Hirn gemäß den Untersuchungen von Hoover und Aposhian [Hoover und Aposhian (1983)]. Wenngleich die intrazerebrale Konzentrationserhöhung von Arsenit nach BAL-Gabe in absoluten Zahlen gesehen gering erscheint, könnte ein *Mehr* an Arsenit oder anderen Schwermetallen dennoch weitreichende Folgen haben.

6. ZUSAMMENFASSUNG

Im Hirngewebe des Meerschweinchens konnten aus einer Vielzahl darstellbarer Proteine vier unterscheidbare Proteingruppen differenziert werden die nach Inkubation mit 32,5 µmol/l Arsenit eine Arsenit[73]-Aktivität zeigten. Für Neuroblastomzellen der Maus konnten nach Inkubation mit Arsenit sechs Proteingruppen mit einer Arsenit[73]-Anlagerung differenziert werden.

Bei Inkubation von Hirngewebe mit Arsen konnte durch Zusatz von BAL die Arsen-Bindung erhöht werden. Mit zunehmender Dauer der BAL-Inkubation erhöhte sich vorrangig die Arsenit[73]-Konzentration von Proteinen der Molekulargewichte um 55, 45 und 37 kDa. Es scheint hierbei nur die Menge des gebundenen Arsenits erhöht zu sein, d. h. es scheinen durch BAL-Zusatz keine anderen zusätzlichen Proteine Arsenit zu binden.

Für Proteine intakter Neuroblastomzellen konnte nach BAL-Inkubation ebenfalls eine Zunahme der Arsenit[73]-Radioaktivität in vorhandenen Proteinspots gefunden werden. Zudem konnte eine Veränderung des Spotmusters beobachtet werden, die es wahrscheinlich macht, daß es nach Inkubation mit BAL zu einer Veränderung der isoelektrischen Punkte bestimmter Proteine kommt. Somit ist es wahrscheinlich, daß BAL an der Bindung von Arsenit an die entsprechenden Hirnproteine beteiligt ist.

Da die qualitativen und quantitativen Veränderungen der Arsenitbindung nach BAL-Gabe im Zellkulturmodell und auch in den Organhomogenatversuchen auftraten ist es wahrscheinlich, daß ein Metabolismus von BAL und/oder Arsen zur Ausbildung der Proteinbindung von Arsenit nicht notwendig ist. Auch die hydrophilen Antidota DMPS und DMSA führten in beiden *in vitro*-Modellen zu den für BAL beschriebenen Veränderungen der Arsenitbindung.

Von den Zellstrukturproteinen ist bekannt, daß Tubulin im neuronalen Gewebe in hoher Konzentration enthalten ist. Tubulin hat ein Molekulargewicht von etwa 50 kDa und könnte damit am ehesten der Bande bei 55 kDa entsprechen. Die mengenmäßig höchste Arsenitkonzentration bei ca. 44 kDa war ebenso in allen Organen vorhanden. Von den üblichen Zellstrukturproteinen könnte diese Bande Aktin (42 kDa) darstellen.

Ein Vergleich der Versuche von Gehirnhomogenaten mit Neuroblastomzellen zeigte keinen Einfluß der verwendeten Antidota auf die Arsenitbindung an Proteine. Damit ist ein

Metabolismus von Arsenit und/oder der Antidota zur Ausbildung der Arsenitbindung an Proteine offensichtlich nicht erforderlich. Hinweise auf eine spezifische intrazelluläre Proteinbindung des Arsenits für die Koinkubationen mit BAL im Gegensatz zu Inkubationen mit DMPS konnten nicht gefunden werden. Dies spricht dafür, daß die den Arsenitbindungen zugrundeliegenden Proteine Membranproteine sind.

Alle untersuchten Antidota führen zu einer erhöhten Bindung von Schwermetallen an Proteine. Überträgt man die Ergebnisse auf die Situation bei der Quecksilber-Ausleitung (ob aus toxikologischer Sicht notwendig oder nicht) so läßt sich auch für Quecksilber nach Gabe des hydrophilen DMPS eine erhöhte Proteinbindung in neuronalen Geweben vermuten.

7. ABKÜRZUNGSVERZEICHNIS

$^{73}As^{3+}$	Arsenit, Arsentrioxid
BAL	2,3-Dimercaptopropanol, British Anti-Levisite
Bkg	Background
1D-PAG	eindimensionales Polyacrylamid-Gel
2D-PAG	zweidimensionales Polyacrylamid-Gel
DMA	Dimethylarsinat
DMPS	Natriumsalz des 2,3-Dimercapto-1-propansulfonat
DMSA	*meso*-2,3-Dimercapto-Succinsäure
DTT	Dithiothreitol
DTE	1,4-Dimercapto-2,3-butandiol, Dithioerythriol,
FOK	Fokussiergel
GSH	Glutathion
HSP	Heat-Shock-Protein
IP	Isoelektrischer Punkt
KG	Körpergewicht
LD_{50}	Letale Dosis; Dosis bei der 50% der Tiere eines Kollektives getötet werden
LF	Laufmittelfront
MA	Methylarsonat
MW	Molekulargewicht
PA	Polyacrylamid
PAG	Polyacrylamid-Gel
PAGE	Polyacrylamid-Gel-Elektrophorese
PBS	Phosphat buffered saline
PI	Proteasen-Inhibitor
PMSF	Phenylmethansulfonylfluorid
PSL	Photostimulierte Lumineszenz
RT	Raumtemperatur
$S^{[35]}$	Schwefel, Isotop [35]
SDS	Sodiumdodecylsulfat
SDS-PAGE	Sodiumdodecylsulfat- Polyacrylamid-Gelelektrophorese
SG	Sammelgel
STAW	Standardabweichung
TG	Trenngel
TEMED	Tetramethylenethylendiamin
TMA	Trimethylarsin
TMAO	Trimethylarsinoxid
TRIS	Tris(hydroxymethyl)aminomethan

8. LITERATUR

1. **Abernathy, C. O.:** Inorganic arsenic - an overview; In: Cothern, C. R. (eds): Trace substances, Environment and Health, Science Reviews, Northwood, U.S.A. (1988), S. 175 -185
2. **Adams, E., Jeter, D., Cordes, A. W., Kolis, W.:** Chemistry of organometalloid complexes with potential antidotes: structure of an organoarsenic(III) dithiolate ring; Inorg. Chem. **29** (1990), S. 1500 - 1503
3. **Alberts, B., Bray, D., Lewis, J., Raff, M. N., Roberts, K., Watson, J. D.:** Molekularbiologie der Zelle, Teil I: Einführung in die Zelle; 4. Methoden der Zellforschung; Wiley-VCH-Verlag, Weinheim, 3. Aufl. (1995), S. 192 - 200
4. **Amos, L.:** Structure of microtubules; In: Microtubules; Roberts, K., Hyams, J. S. (eds): Academic Press, New York (1979), S. 1 - 64
5. **Andreu, J. M.:** Tubulin; In: Human protein data; Haeberli, A. (eds.): Wiley-VCH-Verlag; Weinheim (1998), S. 1432 - 1436
6. **Appel, B.:** Comparative two-dimensional polyacrylamide gel electrophoretic fractination; Electrophoresis **17** (1996), S. 540 - 546
7. **Aposhian, H. V., Carter, D. E.:** DMSA, DMPS and DMPA - as arsenic antidotes; Fundam. Appl. Toxicol. **4** (1984), S. 58 - 70
8. **Aposhian, H. V., Maiorino, R. M.:** Water soluble dithiol metal binding agents - Efficacies and biotransformation, Acta. Pharmacol. Toxicol. **59** (1986), S. 467 - 471
9. **Aposhian, H. V.:** Biochemical toxicology of arsenic; In: Hodgson, E., Bend, J. R., Philpot, R. M.: Reviews in biochemical toxicology; Bd. 10. Elsevier, New York (1989), S. 265 - 299
10. **Aposhian, H. V.:** Mobilisation of heavy metals by newer, therapeutically useful chelating agents; Toxicology **97** (1995), S. 23 - 38
11. **Aristoleles,** Historia animalium, lib. VIII, cap. 23, edit. Piccolos, Paris. 1863; In: Lewin, Louis; Die Gifte in der Weltgeschichte, 2. Aufl. reprograph. Nachdr. d. Ausg., Springer, Berlin (1920)
12. **Atalla, L. T., Silva, C. M., Lima, F. W.:** Activation analysis of arsenic in human hair - some observations on the problem of external contamination; An. Acad. Bras. Cienc. **37** (1965), S. 431 - 441
13. **R. Hay, M. Macy, T. R. Chen, P. McClintock and Y. Reid, (eds.)** ATCC Catalogue of Cells Lines and Hybridomas; American Type Culture Collection, 7th. Edition; Rockville, Montana, U.S.A. (1992), S. 76
14. **Bansal, S. K., Haldar, N.:** Phrenic neuropathie in arsenic poisoning; Chest **100** (1991), S. 100
15. **Barron, E. S. G.:** The effect of 2,3-dimercaptopropanol on the activity of enzymes and on the metabolism of tissues; Biochem. J. **41** (1947), S. 78 - 82
16. **Bellomo, G., Vairetti, M., Stivala, L., Mirabelli, F., Richelmi, P., Orrenius, S.:** Demonstration of nuclear compartmentalisation of glutathione in hepatozytes; Proc. Natl. Acad. Sci., U.S.A. **89** (1992), S. 4412 - 4416
17. **Bencko, V., Benes, B., Cirkt, M.:** Biotransformation of As(III) to As(V) and arsenic tolerance; Arch. Toxicol. **36** (1976), S. 159 - 162
18. **Berlin, M., Lewander, T.:** Increased brain uptake of mercury caused by 2,3-dimercaptopropanol (BAL) in mice given mercuric chloride; Acta Pharmacol. Toxicol. **22** (1965), S. 1 - 7
19. **Berlin, M., Jerksell, L.-G., Nordberg, G.:** Accelerated uptake of mercury by brain caused by 2,3-Dimercaptopropanol (BAL) into the mouse of a methylmercuric compound; Acta Pharmacol. Toxicol. **23** (1965) S. 312 - 320
20. **Bertolero, F., Marafante, E.:** Intracellular interaction and metabolic fate of arsenite in the rabbit; Clinical Toxicology **18** (1981), S. 1335 - 1341
21. **Bertolero, F., Marafante, E., Edel, E., Rade, J.:** Biotransformation and intracellular binding of arsenic in tissues of rabbits after intraperitoneal administrations of [74]-As labelled Arsenite; Toxicology **20** (1981), S. 35 - 44
22. **Bertolero, F., Pozzi, G., Sabbioni, E., Saffiotti, U.:** Cellular uptake and metabolic reduction of pentavalent to trivalent arsenic as determinants of cytotoxicity and morphological transformation; Carcinogenesis **8** (1987), S. 803 - 808

23. **Blum, H., Beier, H., Gross, H. J.**: Improved silver staining of plant proteins, RNA and DNA in polyacrylamide gels; Electrophoresis **8** (1987), S. 93 - 99

24. **Bolla-Wilson, K., Bleecker, M. L.**: Neuropsychological impairment following inorganic arsenic exposure; J. Occup. Med. **29** (1987), S. 120 - 123

25. **Bolliger, C. T.**: Multiple organ failure with the adult respiratory distress syndrome in homicidal arsenic poisoning; Respiration **59** (1992), S. 57 - 61

26. **Byron, W. R., Bierbower, G. W., Brouwer, J. B., Hansen, W. H.**: Pathological changes in rats and dogs from two-year feeding of sodium arsenite and sodium arsenate; Toxicol. Appl. Pharmacol. **10** (1967), S. 132 - 147

27. **Caltabiano, M. M., Koestler, T. P.**: Induction of 32 and 34 kDa stress proteins by sodium arsenite, heavy metals and thiol-reactive agents; J. Biol. Chem. **28** (1986), S. 13381 - 13386

28. **Celis, J. E., Ratz, G., Madsen, P.**: Computerized, comprehensive databases of cellular and secreted proteins from normal human embryonic lung MRC-5 fibroblasts: Identification of transformation and / or proliferation sensitive proteins; Electrophoresis **10** (1989), S. 76 - 115

29. **Celis, J. E., Ratz, G., Basse, B., Lauridsen, J. B., Celis, A., Jensen N. A., Gromov, P.**: Cell Biology: - A Laboratory Handbook, Academic Press, New York (1997)

30. **Charbonneau, S. M., Tam, G. K. H., Bryce, F., Zwaidzka, Z., Sandi. E.**: Metabolism of orally administered inorganic arsenic in the dog; Toxicol. Lett. **3** (1979), S. 1107 - 1131

31. **Chuttani, P. N.**: Arsenic poisoning; In: Vinken, P. J., Bryun, G. W., Klawans, H. L. (eds): Handbook of Clinical Neurology; Elsevier, Amsterdam (1979), S. 199 - 216

32. **Crecelius, E. A.**: The toxicities of compounds related to 2,3-dimercaptopropanol (BAL) with a note on their relative therapeutic efficiency; Environ. Health Perspect. **19** (1977), S. 147 - 148

33. **Crema, A.**: Distribution et élimination de l'arsenic[76] chez la souris normale et cancéreuse; Arch. Int. Pharmacodyn. **103** (1955), S. 57 - 70

34. **Cruse, W. B. T., James, M. N. G.**: The crystalstructure of arsenite complex of dithiothreitol; Acta Crystallogr. **28** (1972), S. 1325 - 1331

35. **Delnomdedieu, M., Basti, M., Mufeed, M., Otvos, J. D., Thomas, D. J. H.**: Transfer of arsenite from glutathion to dithiols: A model of interaction; Chem. Res. Toxicol. **6** (1993), S. 598 - 602

36. **Ducoff, H. S., Neal, W. B., Straube, R. L., Jacobson, L.**: Biological studies with arsenic[76]. - II. Excretion and tissue localisation; Proc. Soc. Exp. Biol. Med. **69** (1948), S. 548 - 554

37. **Durlacher, S. H., Bunting, H., Harrison, H. E., Ordway, N. K.**: The toxicological action of 2,3-dimercaptopropanol (BAL); J. Pharmacol. Exp. Ther. **87** Suppl. (1946), S. 28 - 32

38. **Ewam, K.B., Pamphlett, R.**: Increased inorganic mercury in spinal motor neurons following chelating agents. Neurotoxicologyl 17, 343 (1996)

39. **Fesmire, F. M., Schauben, J. L., Roberge, R. J.**: Survival following massive arsenic ingestion; Am. J. Emerg. Med. **6** (1988), S. 602 - 606

40. **Fincher, R. M. E., Koerker, R. M.**: Long-Term survival in acute arsenic encephalopathy; Am. J. Med. **82** (1988), S. 549 - 552

41. **Fletcher, M. J., Sanadi, D. R.**: On the mechanism of oxidative phosphorylation III. Effects of arsenite on 2,3-dimercaptopropanol on coupled phosphorylation in heart mitochondria; Arch. Biochem. Biophys. **96** (1962), S.139 - 142

42. **Fluharty, A. L., Sanadi, D. R.**: On the mechanism of oxidative phosphorylation; Proc. Natl. Acad. Sci. U.S.A. **46** (1960), S. 608 - 618

43. **Fluharty, A. L., Sanadi, D. R.**: On the mechanism of oxidative phosphorylation. II. Effects of arsenite alone and in combination with 2,3-Dimercaptopropanol; J. Biol. Chem. **236** (1961), S. 2772 - 2778

44. **Folch, J., Lees, M., Sloane-Stanley, G. H.**: A simple method for the isolation and purification of total lipides from animal tissues; J. Biol. Chem. **226** (1957), S. 497 - 498

45. **Geigy A.G. ((Hrsg.)**: Dokumente Geigy - Wissenschaftliche Tabellen; 7. Aufl., J. R. Geigy A.G., Pharma, Basel (1968)

46. **Goodman, G., Gilman, A. (eds)**: The pharmacological basis of therapeutics; 8th Edition, Pergamon Press, New York (1990)

47. **Graham, A. F., Levvy, G. A., Cance, A. C.**: The fate of arsenical vesicants in the skin and the effect of BAL; Biochem. J. **41** (1947), S. 352 - 357

48. **Graziano, J. H., Cuccia, D., Friedheim, E.:** The pharmacology of 2,3-Dimercaptosuccinic acid and its potential use in arsenic poisoning; J. Pharmacol. Exp. Ther. **207** (1978), S. 1051 - 1055

49. **Gyurasics, A., Varga, F., Gregus, Z.:** Glutathione-dependent biliary excretion of arsenic; Biochem. Pharmacol. **42** (1991a), S. 465 - 468

50. **Gyurasics, A., Varga, F., Gregus, Z.:** Effects of arsenicals on biliary excretion of endogenous gluthathione and xenobiotics with glutathione-dependent hepatobiliary transport; Biochem. Pharmacol. **41** (1991b), S. 937 - 944

51. **Hammond, P. B., Beliles, R. P.:** Metals; In: Casaret and Doull' s Toxicology; 2nd Ed.; Doull. J., Klaassen, C. D., (eds.); Macmillan Publ., New York (1980), S. 409 - 467

52. **Hashiguchi, M.:** Supplements to hygienic studies on arsenic in water - I: Accumulation and excretion of arsenic in rats administered orally with water containing arsenic. Kumamoto J. Med. **42** (1968), S. 684 - 697

53. **Henschler, D.; In: Forth, W., Henschler, D.; Rummel, W.; (Hrsg.):** Allgemeine und spezielle Pharmakologie und Toxikologie für Studenten der Medizin, Veterinärmedizin, Pharmazie, Chemie, Biologie sowie für Ärzte, Tierärzte und Apotheker; 7. Aufl., Spektrum Akademischer Verlag, Heidelberg (1996) S. 815 - 817

54. **Hoover, T. D., Aposhian, H. V.:** BAL increases the arsenic[74] content of rabbit brain; Toxicol. Appl. Pharmacol. **70** (1983), S. 160 - 162

55. **Hunter, F. T., Kip, A. K., Irvine Jr. J. W.:** Studies on pharmacokinetics of enzymes related to arsenic; J. Pharmacol. Exp. Ther. **76** (1942), S. 207

56. **Hyams, J. S. Lloyd, C. W. (eds):** Microtubules and microtubule-associated proteins; Curr. Opin. Cell Biol. **7** (1995), S. 72 - 81

57. **Ishizaki, M.:** Studies on pharmacokinetics of arsenicals in rats; Jpn. J. Hyg. **35** (1980), S. 584 - 596

58. **Itoh, T., Zhang, Y. F.:** The effect of arsenic trioxide on brain monoamine metabolism and locomotor activity of mice; Toxicol. Lett. **54** (1990), S. 345 - 353

59. **Kim, Y., Shuman, M., Sette, A., Przybyla, A.:** Arsenate induces stress proteins in cultured rat myoblastes; J. Cell Biol. **96** (1983), S. 393

60. **Klaassen, C. D.:** Heavy metals and heavy-metal antagonists. In: Hardman, J. G., Limbird, L. E. (eds.): Goodman and Gilmans, The pharmacological basis of therapeutics. McGraw-Hill, New York (1996), S. 1649 - 1671

61. **Knebel, R. M.:** Untersuchungen zur Wirksamkeit von Thiolantidota bei experimenteller Arsenvergiftung; Inauguraldissertation der Medizinischen Fakultät der Ludwig-Maximilians-Universität zu München (1994), S. 30 - 31

62. **Knowles, F. C.:** The enzyme inhibitory form of inorganic arsenic; Biochem. Int. **4** (1982), S. 647 - 653

63. **Knowles, F. C., Benson, A. A.:** The enzymes inhibitory form of inorganic arsenic; Z. Ges. Hyg. **30** (1984), S. 625 - 626

64. **Kreppel, H., Reichl, F. X., Szinicz, L., Fichtl, B., Forth, W.:** Efficacy of various dithiol compounds in acute As$_2$O$_3$ poisoning in mice; Arch. Toxicol. **64** (1990), S. 387 - 392

65. **Kreutzig, T.:** Biochemie, 6. Auflage, Jungjohann-Verlag, München (1989), S. 13 - 15

66. **Lämmli, U. K.:** Cleavage of structural proteins; Nature **227** (1970), S. 680 - 685

67. **Lasko, J. U., Peoples, S. A.:** Methylation of inorganic arsenic by mammals; J. Agric. Food Chem. **23** (1975), S. 674 - 676

68. **Lerman, S., Clarkson, T. W.:** The metabolism of arsenite and arsenate by the rat; Fundament. Appl. Toxicol. **3** (1983), S. 309 - 314

69. **Lewin, L.:** Die Gifte in der Weltgeschichte, 2. Aufl. reprograph. Nachdr. d. Ausg. Berlin, Springer, 1920, Hildesheim: Gerstenberg, 1983; darin: Aristoleles, Historia animalium, lib. VIII, cap. 23, edit. Piccolos, Paris. 1863

70. **Li, W., Chou, I.:** Effects of sodium arsenite on the cytoskeleton and cellular glutathione levels in cultured cells; Toxicol. Appl. Pharmacol. **114** (1992), S. 132 - 139

71. **Li, X., Sykes, B. D.:** Troponin C. In: Human protein data; A. Haeberli (eds.); Wiley-VCH Verlag, Weinheim (1998)

72. **Liebscher, K., Smith, H.:** Essential and nonessential trace elements. - A method of determining wether an element is essential of nonessential in human tissue; Arch. Environ. Health. **17** (1968), S. 881 - 890

73.   Lindgren, A., Vather, M., Dencker, L.: Autoradiographic studies on the distribution of arenic in mice and hamsters administered [74]As-arsenite or arsenate; Acta Pharmacol. Toxicol. **51** (1982), S. 253 - 265

74.   Little, M., Seehaus, T.: Comparative analysis of tubulin sequences; Comp. Biochem. Physiol. **90B** (1988), S. 655 - 670

75.   Luetscher, J. A., Eagle, J. R., Warfield, T.: Clinical uses of 2,3-dimercaptopropanol (BAL): The effect of BAL on the excretion of arsenic in arsenical intoxication; J. Clin. Invest. **25** (1946), S. 534 - 541

76.   Maiorino, R. M., Aposhian, H. V.: Dimercaptan metal-binding agents influence the biotransformation af arsenite in the rabbit; Toxicol. Appl. Pharmacol. **77** (1985), S. 240 - 250

77.   Maiorino, R. M., Burke, D. C., Aposhian, H. V.: Determination and metabolism of dithiol chelating agents. VI. Isolation and pharmacokinetics of the mixed disulfides of meso-2,2-dimercaptosuccinic acid with L-Cysteine in human urine; Toxicol. Appl. Pharmacol. **97** (1989), S. 338 - 349

78.   Maiorino, R. M., Dart, R. C., Cartzer, D. E., Aposhian, H. V.: Determination and metabolism of dithiol chelating agents. XII, Metabolism and pharmacokinetics of sodium 2,3-dimercaptopropane-1 sulfonate in humans; J. Pharmacol. Exp. Ther. **259** (1991), S. 808 - 814

79.   Marafante, E., Rade, J., Sabbioni, E.: Intracellular interaction and metabolic fate of arsenit in the rabbit; Clin. Toxicol. **18** (1981), S. 1335 - 1341

80.   Marafante, E; Lundborg, M., Vather, M.: Metabolism of dithiol chelating agents in mice; P. Fund. Appl. Toxicol. **8** (1987), S. 382

81.   McGown, E. L., Tillotson, J. A., Knudsen, J. J.: Biological behavior and metabolic fate of the BAL analogues DMSA and DMPS; Proc. West. Pharmacol. Soc. **27** (1984), S. 169 - 176

82.   Meister, A.: Gluthathione deficiency produced by inhibition of its synthesis and its reversal; applications in research and therapy; Pharm. Ther. **51** (1991), S. 155 - 194

83.   Miyahara, J.: The Imaging Plate: A new radiation image sensor; Chem. Today **10** (1989), S. 29 - 36

84.   Monasterio, O., Andreu, J. M., Lagos, R.: Tubulin structure and function; Com. Mol. Cell. Biophys. **8** (1995), S. 273 - 306

85.   Mückter, H., Liebl, B., Reichl, F. X., Hunder, G., Walther, U., Fichtl, B.: Are we ready to replace dimercaprol (BAL) as an arsenic antidote ?; Hum. Experim. Toxicol. **16** (1997), S. 460 - 465

86.   Munro, N. B., Watson, A. P., Ambrose, K. R., Griffin, G. D.: Treating exposure to chemical warfare agents: Implications for health care providers and community emergency planning; Environ. Health perspect. **89** (1990), S. 205 - 215

87.   Nakamuro, K., Sayato, Y.: Comparative studies of chromosomal aberration induced by trivalent and pentavalent arsenic; Mutat. Res. **88** (1981), S. 73 - 80

88.   **National Research Council Report on Medical and Biological Effects of Environmental Pollutants.** Arsenic; National Academy of Sciences, Washington, D.C. (1977)

89.   Nilius, M. Dithiole erhöhen die Bindung von Arsenit an Neuroproteine; DZZ 2000; Suppl zur Jahrestagung der DGZMK/BZÄK (16.-18.11.2000); (2000a)

90.   Nilius, M. Untersuchungen zur Bindung von Arsen an Proteine des Hirns vom Meerschweinchen und Neuroblastomzellen der Maus in Gegenwart von Antidota mit vizinalen SH-Gruppen. Med. Diss., München (2000b)

91.   Odanaka, Y., Matano, O., Goto, S.: Biomethylation of inorganic arsenic by the rat and some laboratory animals; Bull. Environm. Contam. Toxicol. **24** (1980), S. 452 - 459

92.   Oehme, F. W.: British antilewisite (BAL) the classic heavy metal antidote. In: Oehme, F. W. (eds.): Toxicity of heavy metals in the environment. Bd. 2, New York (1979), S. 945 - 952

93.   O'Farrell P. Z., Goodman, H. M.: High resolution two-dimensional electrophoresis of basic as well as acidic proteins; Cell **12** (1977), S. 1133 - 1142

94.   O'Farrell, P. H., O'Farrell, P. Z.: High resolution two-dimensional electrophoresis of proteins, J. Biol. Chem. **10** (1975), S. 4007 - 4021

95.   O'Farrell, P. H., O'Farrell, P. Z.: Two-dimensional polyacrylamide gel electrophoretic fractionation. In: Stein, G., Stein, J., Kleinsmith, L. J. (eds.): Methods in cell biology XVI, New York (1977), S. 407 - 420

96.   Okumura, K., Lee, I. P., Dixon, R. L.: Permeability of selected drugs and chemicals across blood-testis barrier of the rat; J. Pharmacol. Exp. Ther. **194** (1975), S. 89 - 95

97. O'Shaugnessy, E., Kraft, G. H.: Arsenic poisoning - long-term follow-up of an nonfatal case; Arch. Phys. Med. Rehabil. **57** (1976), S. 403 - 406

98. Otvos, J., Chen, S. M., Liu, X.: NMR insights into the dynamics of metal interaction with metallothionein; UCLA Symp. Mol. Cell. Biol., New Ser. **98** (1988), S. 197 - 206

99. Pearson, E. F., Pounds, C. A.: A case involving the administration of known amounts of arsenic and its analysis in hair; J. Forensic. Sci. Soc. **11** (1971), S. 229 - 234

100. Peters, R. A., Stocken, L. A., Thompson, R. H. S.: British-anti-lewisite (BAL); Nature **156** (1945), S. 616 - 619

101. Peters, R. A., Sinclair, H. M., Thompson, R. H.: Arsenical vesicants and skin respiration; Biochem. J. **40** (1946), S. 516 – 524

102. Peters, R. A., Spray, G. H., Stocken, L. A., Collie, C. H., Grace, M. A., Wheatley, G.: Arsenic derivates of thiol proteins; Am. Biochem. J. **41** (1947), S. 370

103. Peters, R. A.: Biochemistry of some toxic agents. I. Present state of knowledge of biochemical lesions induced by trivalent arsenical poisoning; Bull. Johns. Hopkins Hosp. **97** (1955), S. 1 - 20

104. Pleissner, E., Süding, P., Sander, S.: Dilated cardiomyopathy-associated proteins and their presentation in a WWW-accessible two-dimensional gel protein database; Electrophoresis **18** (1997), S. 802 - 809

105. Read, S. M., Northcote, D. H.: Minimization of variation in the response to different proteins of the Coomassie Blue G dyebinding assay for protein; Anal. Biochem. **116** (1981), S. 53 - 64

106. Reay, P. F., Asher, C. J.: Preparation and purification of [74]As-labeled arsenate and arsenite for use in biological experiments; Anal. Biochem. **78** (1977), S. 557 - 560

107. Rezuke, W. N., Anderson, C., Pastuszak, W. T., Conway, S. R., Fireshein, S. I.: Arsenic intoxication presenting as a myelodysplastic syndrome - A case report; Am. J. Hematol. **36** (1991), S. 291 - 293

108. Sambrook, J., Fritsch, E. F., Maniatis, T. (eds.): Molecular cloning - A laboratory manual, 2nd Edition; Cold Spring Harbour Laboratory Press, New York (1989)

109. Scott, N., Hatlelid, K. M., MacKenzie, N. E., Carter, D. E.: Reactions of arsenic(III) and arsenic(V) species with glutathione; Chem. Res. Toxicol. **6** (1993), S. 102 - 106

110. Shariatpanahi, M., Anderson, A. C.: Fate of sodium arsenate in diary sheep and goates; Biol. Trace Elem. Res. **8** (1985), S. 37 - 46

111. Sonoda, M., Takano, M., Miyahara, J., Kato, H.: Report on the development of a CR system using an imaging plate; Radiology **148** (1983), S. 833

112. Stocken, L. A., Thompson, R. H., Whittaker, V. P.: British Anti-Lewisite (Antidotal effects against therapeutic arsenicals); Biochem. J. **41** (1947), S. 47 - 51

113. Stocken, L. A., Thompson, R. H., Whittaker, V. P.: British Anti-lewisite (Arsenic and thiol excretion in animals after treatment of lewisite burns); Biochem. J. **40** (1946), S. 548 - 554

114. Stocken, L. A., Thompson, R. H.: British Anti-Lewisite: 1. Arsenic derivate of thiol-proteins; Biochem. J. **40** (1946a), S. 528 - 534

115. Stocken, L. A., Thompson, R. H.: British Anti-Lewisite: 2. Dithiol compounds as antidotes for arsenic; Biochem. J. **40** (1946b), S. 535 - 548

116. Stocken, L. A., Thompson, R. H. S.: Reactions of british anti-lewisite with arsenic and other metals in living systems; Physiol. Rev. **29** (1949), S. 168 - 194

117. Tam, G. K. H., Charbonneau, S. M., Lacroix, G., Bryce, F.: Metabolism of inorganic arsenic[74] in humans following oral ingestion; Bull. Environm. Contam. Toxicol. **21** (1979), S. 371

118. Tamboline, B., Matheson, A. T., Zbarsky, S. H.: Radioactive compounds excreted by rats treated with [35]-S-labelled British-anit-lewisite; Biochem. J. **61** (1955), S. 651 - 657

119. Tamura, S., Maehashi, H.: Studies on arsenic metabolism. XX. Arsenic accumulation in the organs and excretion into feces and urine of rats chronically poisoned with arsenic; Folia Pharmacol. Jpn. **73** (1994), S. 877 - 885

120. Thompson, D. J.: A chemical hypothesis for arsenic methylation in mammals; Chem. Biol. Interactions **88** (1993), S. 89 - 114

121. Tobacman, L. S.: Troponin; Annu. Rev. Physiol. **58** (1996), S. 447 - 481

122. **Tsutsumi, S.:** Fundamental studies on the arsenic metabolism and the fate of radioisotope [74]As administered to experimental animals and the pharmacodynamic action of antidotes in arsenic poisoning; Shikwa Gakuho **72** (1972), S. 907 - 931

123. **Tsutsumi, S.:** Fundamental considerations on arsenic trioxide; Shikwa Gakuho **73** (1973), S. 1861 - 1868

124. **Vather, M., Norin, H.:** Metabolism of [74]-Arsen-labeld trivalent and pentavalent inorganic arsenic in mice; Environ. Res. **21** (1980), S. 446 - 457

125. **Vather, M.:** Biotransformation of trivalent and pentavalent inorganic arsenic in mice and rats; Environ. Res. **25** (1981), S. 286 - 293

126. **Vather, E., Marafante, A., Lindgren, A., Dencker, L.:** Tissue distribution and subcellular binding of arsenic in marmorset monkeys after injection of [74]-As-binding; Arch. Toxicol. **51** (1982), S. 65

127. **Vather, M., Envall, J.:** In vivo reduction of arsenate in mice and rabbits; Environ. Res. **32** (1983), S. 14 - 24

128. **Vather, M., Marafante, E.:** Intracellular interaction and metablic fate of arsenite and arsenate in mice and rabbits; Chem. Biol. Interactions **47** (1983), S. 29 - 44

129. **Vather, M., Marafante, E.:** Reduction and binding of arsenate in marmorset monkeys; Arch. Toxicol. **57** (1985), S. 119

130. **Vather, M., Couch, R., Nermell, B., Nillsson, R.:** Lack of methylation of inorganic arsenic in the chimpanzee; Toxicol. Appl. Pharmacol. **133** (1995), S. 262 - 268

131. **Vinken, P. J., Bryun, G. W., Klawans, H. L. (eds.):** Handbook of Clinical Neurology, Kap. 36, Elsevier, Amsterdam (1979), S. 199 - 216

132. **Wang, C., Lazarides, E.:** Arsenite-induced changes in methylation of the 70,000 dalton heat shock proteins in chicken embryo fibroblasts; Biophys. Res. Commun. **119** (1984), S. 735

133. **Webb, J. L.:** Comparison of SH-Reagents. In: Enzymes and metabolic inhibitors. Academic Press, Kap. 3, New York (1966), S. 795 - 819

134. **Wexler, J., Eagle, H., Tatum, H. J., Magnusson, H. J., Watson, E. B.:** Clinical uses of 2,3-Dimercaptopropanol (BAL): The effect of BAL on the excretion of arsenic in normal subjects and after minimal exposure to arsenical smoke; J. Clin. Invest. **25** (1946), S. 467 - 473

135. **Wiedemann, P., Fichtl, B., Szinicz, L.:** Pharmacokinetics of ^{14}C-DMPS (sodium-1,3 ^{14}C-2,3-dimercaptopropane-1-sulphonate) in beagle dogs; Biopharm. Drug Dispos. **3** (1982), S. 267 - 274

136. **Williams, R. C., Lee, J. C.:** The preparation of brain tubulin; Meth. Enzymol. **85** (1982), S. 376 - 385

137. **Yamauchi, H., Iwata, M, Yamaura, Y.:** Metabolism and excretion of arsenic trioxide in rats; Jpn. J. Ind. Health **22** (1980), S. 111 - 121

138. **Yamauchi, H., Yamamura, Y.:** Metabolism and excretion of orally administered dimethylarsinic acid in the hamster; Toxicol. Appl. Pharmacol. **74** (1984), S. 134 - 140

139. **Yamauchi, H., Yamamura, Y.:** Metabolism and excretion of orally administered arsenic trioxide in the hamster; Toxicology **34** (1985), S. 113 - 121

140. **Yamauchi, H., Yamoto, N., Yamamura, Y.:** Metabolism and excretion of orally and intraperitoneally administred methylarsonic acid in the hamster; Bull. Environ. Contam. Toxicol. **40** (1988), S. 280 - 286

141. **Zvirblis, P., Ellin, R. I.:** Acute systematic toxicity of pure dimercaprol and trimercaptopropane; Toxicol. Appl. Pharmacol. **36** (1976), S. 297 - 299.